Antitranspirante

Kampf dem Schweiß!

Bibliografische Information der Deutschen Nationalbibliothek

Die Deutsche Nationalbibliothek verzeichnet diese Publikation in der Deutschen Nationalbibliografie; detaillierte bibliografische Daten sind im Internet über http://dnb.d-nb.de abrufbar.

Impressum

August 2008, Books on Demand GmbH, Norderstedt

Covergestaltung

scape | media
w e r b e a g e n t u r

Sascha Ballweg & H. C.Wichert GbR
Gelderstraße 20, D-47495 Rheinberg
Tel. 0049 2843 909380, Fax 0049 2843 909379
E-Mail: info@scape-media.de - Internet: www.scape-media.de

Autor

Dietmar Stattkus in Kooperation mit Functional Cosmetics Company AG
E-Mail: dstattkus@transpiration.de – Internet: www.transpiration.de
E-Mail: kontakt@sweat-stop.com – Internet: www.sweat-stop.com

Bildquellenverzeichnis

S. 22: © www.photocase.com | Oliver Barmbold
S. 25, 51, 59, 75, 100: © Bildlizenzerwerb Fa. Functional Cosmetics Company AG
S. 89: © Dermatest GmbH, Engelstraße 37, 48143 Münster
S. 111 © Fa. Hidrex GmbH
alle übrigen Bilder befinden sich im Eigentum des Autors.

Dietmar Stattkus 2008
ISBN 978-3-8334-7716-4
CIP – Titelaufnahme der Deutschen Bibliothek
Herstellung und Verlag: Books on Demand GmbH, Norderstedt

Inhalt

Danksagung

Besonderer Dank gilt Herrn Dr. rer. nat. Holger Reimann, dem Leiter des Pharmazeutischen Laboratoriums des NRF[1], der sich bereit erklärt hat, den Abschnitt über die Individualrezepturen zu überarbeiten und zu ergänzen.

Durch die Überlassung von Seminarunterlagen zur Thematik Antitranspirante trug auch Herr C. van Dongen, International Sales Manager der Fa. SummitReheis, zur Unterstützung des Buches bei.

Der Abschnitt über dermatologische Testverfahren und Hautverträglichkeit wurde von der Dermatest GmbH aus Münster gestaltet, auch dafür ein herzliches Dankeschön.

Allen namentlich Ungenannten, die mit Informationen, Anregungen und Kritik wesentlich zur Gestaltung des Werkes beigetragen haben, gebührt ebenfalls ein Dank.

---

[1] Neues Rezeptur Formularium, Standardwerk der Arzneistoffzubereitung.

Vorwort

Dieser Ratgeber beschäftigt sich mit der schweißhemmenden Funktion von Antitranspiranten, insbesondere von Produkten auf Basis von Metallsalzen. Durch Untersuchungen wurde gezeigt, dass diese Mittel bei mäßigem bis starkem lokalen Schwitzen eine hohe Wirksamkeit haben. Dabei gibt es zwei Produktgruppen, die in diesem Buch ausführlich dargestellt werden: die Individualrezepturen, die nach standardisierten Vorgaben als dermatologische Arzneimittel zum Einsatz kommen, und die Antitranspirante als Fertigerzeugnisse, die als kosmetische Mittel gelten und frei verkäuflich sind.

Antitranspirante gelten seit Jahren als sicher und wirkungsvoll. Sie versprechen eine sofortige oder zumindest nur leicht verzögerte Wirksamkeit, sind in Relation zu anderen Therapieoptionen im Kampf gegen den Schweiß kostengünstig, überwiegend nebenwirkungsarm, und vor allem können sie durchaus ohne Konsultation eines Arztes oder Dermatologen angewendet werden. Dies gilt vornehmlich für Handelspräparate, die sich aufgrund der stetig gestiegenen Qualitätsstandards mit dermatologischen Arzneirezepturen messen können und diesen z. T. sogar überlegen sind.

Gelegentlich wird der Einsatz von Antitranspiranten von Medizinern im Rahmen der Therapie nicht berücksichtigt. Im anerkannten Therapie- und Stufenplan zur Behandlung übermäßigen lokalen Schwitzens ist jedoch die Anwendung von Antitranspiranten als Primärtherapie aufgeführt. Erst wenn diese externe Therapie fehlschlägt, sollten andere Behandlungen in Betracht gezogen werden. Dabei wird der Grundsatz befolgt, den Therapieprozess nicht mit der stärksten, sondern der schwächsten Option einzuleiten, selbst wenn der Leidensdruck Betroffener extrem hoch ist.

1. Einleitung

Als Autor des Buches „*Hilfe, ich schwitze*"![2] habe ich die Ursachen, Phänomene und Therapien des krankhaften Schwitzens dargestellt. Das wissenschaftlich anerkannte und als Hyperhidrosis[3] definierte Krankheitsbild umfasst die quantitativ vermehrte Schweißbildung, die generalisiert oder lokal auftreten und bei Betroffenen zu erheblichen sozialen und beruflichen Einschränkungen führen kann. Nicht selten wird über eine Minderung der Lebensqualität als Krankheitsfolge geklagt. Schwitzen ist für eine Vielzahl Betroffener weit mehr als nur eine lästige Begleiterscheinung. Die häufig gehörte Bemerkung: „*Schwitzen ist doch die natürlichste Sache der Welt*", klingt in den Ohren Schweißgeplagter wie Hohn.

Es steht außer Frage, dass es sich bei der physiologischen Transpiration um einen nützlichen und lebensnotwendigen Prozess handelt. Dennoch ist die Funktion der Schweißdrüsen bei vielen Menschen gestört. Diese Menschen schwitzen übermäßig stark, oftmals in einem unverkennbar krankhaften Ausmaß.

Eine Einteilung störenden oder krankhaften Schwitzens erfolgt grundsätzlich nach Ursache und Ausbreitung. Am häufigsten tritt ein lokales Schwitzen ohne zugrunde liegende körperliche Erkrankung auf. Die in diesem Ratgeber beschriebenen Antitranspirante setzten genau bei dieser Form des Schwitzens wirkungsintensiv und in therapeutischer Breite an.

Zunächst muss zwischen Deodorant und Antitranspirant unterschieden werden, um begriffliche Irrtümer auszuschließen. Weiterhin geht es um die Frage der Indikation von Antitranspiranten sowie um speziell zu berücksichtigende Anwendungsvorschriften. Denn nur bei zutreffender Indikation und bei Einhaltung der Gebrauchsregeln

---

[2] „Hilfe, ich schwitze!" Ursachen – Phänomene – Therapien, 3. akt. Auflage, ISBN 978-3898112673.

[3] Internationale statistische Klassifikation der Krankheiten und verwandter Gesundheitsprobleme ICD 10 R.61 – R.61.9.

kann das hohe Wirkungspotential eines Antitranspirants ausgeschöpft werden. Weiter werden die unterschiedlichen Applikationsformen der Produkte vorgestellt. Vor- und Nachteile verschiedener Anwendungsformen werden diskutiert. Ein Vergleich der Apotheken-Rezepturen sowie der fertigen Industrieprodukte schließt sich an.

Antitranspirante werden zur symptomatischen Therapie eingesetzt, das heißt, sie behandeln das Symptom, nicht eine eventuell dem Schwitzen zugrunde liegende Ursache. Insofern liegt es im Interesse des Betroffenen, vor deren Verwendung zunächst internistisch klären zu lassen, ob für das Schwitzen eine Grunderkrankung ursächlich sein kann.

Die Behandlung lokal betroffener Hautbereiche mit Antitranspiranten, die auch als Schweißhemmer bezeichnet werden, zählt bei vielen Schwitzmustern zur First-Line-Therapie. Antitranspirante sind bei mäßiger bis übermäßiger Transpiration, die sich auf lokale Hautbereiche wie Stirn, Hände, Füße und besonders die Achseln erstreckt, zu empfehlen. Die Anwendung von Antitranspiranten zählt zur konventionellen externen Therapie. Aufgrund der Vorteile der Präparate ist diese Behandlungsmethode erste Wahl bei lokalem Schwitzen.

Es gibt eine Reihe von mittleren bis hartnäckigen Schwitzformen, die durch eine therapeutische Anwendung umgehend gelindert werden können. Gerade die schnell herbeigesehnte Hilfe gegen das übermäßige Schwitzen kann durch die Anwendung antitranspirativ hochwirksamer Mittel, sei es in Form klassischer Apothekenrezepturen oder der immer ausgereifteren und innovativen Fertigprodukte, erzielt werden. Was liegt also näher, als vor dem Gang zum Arzt, der Erwägung einer häufig kostenintensiven Therapie oder eines operativen Eingriffs auch bei schweren Schwitzstörungen zunächst einmal diese wenig aufwendige, sanfte, meist nebenwirkungsarme und rezeptfreie Therapie zu versuchen. Zumal nicht jede Form übermäßigen Schwitzens krankhaften Ursprungs ist.

Im Folgenden wird ausführlich auf die Funktion und Wirkung von Antitranspiranten und hier speziell solcher auf Metallsalzbasis eingegangen. Diese Präparate haben aufgrund ihrer experimentell gezeigten Wirksamkeit die größte Verbreitung als äußerlich anzuwendende Mittel.

Eben mal unter die Achseln, auf Hände oder Füße aufgesprüht, -gepinselt oder -gerieben, versprechen die Mittel eine sofortige und andauernde Trockenheit der betroffenen Hautbereiche. Obwohl die Verwendung den Anschein einer Ruck-Zuck-Therapie von hoher Effizienz und mit geringem Aufwand hat, gilt es, Anwendungskriterien einzuhalten, um eine hohe Ansprechquote zu erzielen. Auch stellt sich die Frage: Gibt es eine therapeutische Anwendung ohne Nebenwirkungen?

Bei aller Einfachheit der Anwendung ist auch bei Gebrauch von Antitranspiranten, besonders bei einer Langzeitanwendung, die Frage nach unerwünschten Nebenwirkungen oder Wechselwirkungen berechtigt. Dieser Themenbereich, der häufig zu Verunsicherung führt, wird daher im Folgenden gesondert behandelt.

Auf andere Therapieformen zur Behandlung übermäßigen Schwitzens wird in dieser Abhandlung nur der Vollständigkeit halber und zum Zweck der Abgrenzung eingegangen. Die Physiologie des Schwitzens, die Betrachtung des anatomischen Aufbaus und der Funktion der Schweißdrüsen, soll ebenfalls nur kurz, zum besseren Verständnis der Wirkfunktion eines Antitranspirants erläutert werden.

Hinsichtlich des Terminus „Antitranspirant" sei darauf hingewiesen, dass in der medizinischen Literatur unterschiedliche Schreibweisen auch hinsichtlich Ein- und Mehrzahl gebräuchlich sind. So ist von Antiperspirant(z)ien, Antitranspirant(z)ien, Adstringent(z)ien, De(s)odorant(z)ien die Rede. Auch die englische Schreibweise Antiperspirant findet Verwendung. Im vorliegenden Buch werden für die beiden großen Produktklassen ausschließlich die gängigen Bezeichnungen Antitranspirant(e) und Deodorant(e) benutzt.

2. Schwitzen

Das Schwitzen, die Absonderung von Schweiß über die Haut, ist ein lebensnotwendiger Prozess, der den Körper vor Überhitzung schützt. Die biologische Funktion der Kühlung des Organismus erfolgt durch die Verdunstungskälte des Schweißes auf der Hautoberfläche. Verantwortlich für die Sekretion des Schweißes sind die in einer Vielzahl über die Haut verteilten Schweißdrüsen, insgesamt etwa 3 Millionen Drüsen. Das Sekret selbst ist völlig geruchlos und besteht zu 99 % aus reinem Wasser.

Neben der primären Funktion der Wärmeregulation dient der Schweiß aufgrund seiner sauren Beschaffenheit und seiner antibakteriellen Funktion der Aufrechterhaltung und Stabilisierung des Säureschutzmantels der Haut. Weiter trägt das Schweißsekret durch Abgabe von harnstoffartigen Stoffen und Elektrolyten bedingt auch zum Entgiftungsprozess des Körpers bei.

Normalerweise sind Schweißdrüsen in besonders hoher Dichte in den Hautregionen vertreten, die von übermäßigem Schwitzen betroffen sein können, etwa Stirn, Fußsohlen, Achselhöhlen oder Handinnenflächen. Die mittlere Schweißdrüsenzahl[4] pro cm² beträgt beim Menschen:

- Handinnenfläche: 370-375
- Fußsohle: 360-370
- Handrücken: 200-205
- Hals: 175
- Stirn: 170
- Rumpf (Bauch und Brust): 155
- Arm: 150-250

Durch thermische Reize, körperliche Anstrengung bei Sport oder Arbeit, Faktoren wie Stress oder Ängste (emotionales Schwitzen) wird der Schwitzvorgang provoziert. Hierbei ist Schwitzen etwas

---

[4] http://de.wikipedia.org/wiki/Schweißdrüse

vollkommen Natürliches. Neurophysiologisch[5] betrachtet wird die Schweißsekretion über den sympathischen Teil des vegetativen Nervensystems gesteuert. Durch Nervenimpulse, die über den Botenstoff Acetylcholin übertragen werden, wird der Sekretionsprozess angekurbelt. Schwitzen erfolgt somit autonom und entzieht sich dem willentlichen Einfluss des Betroffenen.

Nicht selten kommt es zu einer Überfunktion der Schweißproduktion, der Körper schwitzt objektiv weitaus mehr, als eigentlich zur Abkühlung und Aufrechterhaltung der Körpertemperatur notwendig wäre. Dann kann das Schwitzen zur Plage für den Betroffenen werden.

Ein solches Überschießen der Drüsentätigkeit, gesteuert vom willentlich nicht zu beeinflussenden autonomen Nervensystem, kann bei Betroffenen zu einem hohen Leidensdruck führen. Ständig nasse Achseln mit Schweißabzeichnung in der Bekleidung, tropfende Hände, feuchte Füße oder Schweiß auf der Stirn bei der geringsten Anstrengung geben dann Anlass zur Beschwerde. Häufig gehen Ängste mit dem Schwitzen einher. So etwa die Angst vor sozialen Kontakten, die Angst vor einem feuchten Händedruck, vor der Entdeckung der durchnässten Kleidung; und somit die Angst, sich vor seinen Mitmenschen mit dem sichtbaren Schwitzen zu blamieren. Je intensiver sich die Phänomene zeigen und je höher der damit einhergehende psychische Leidensdruck ist, desto eher wird der Zustand pathologisch.

Ob es sich um einen krankhaften Zustand handelt, lässt sich in der dermatologischen Praxis mittels objektiver Messverfahren feststellen. Je nach Intensität und Lokalisation des Schwitzens können verschiedene therapeutische Maßnahmen greifen. In Folge weiterer Faktoren – Verträglichkeit, Applikationsform, Eigenmedikation ohne ärztliche Begleitung – sind Antitranspirante gerade die Mittel, die

---

[5] Neurophysiologie ist das Teilgebiet der Physiologie, das sich mit der Funktionsweise des Nervensystems befasst, so z. B. der Signalübertragung zwischen Nervenzellen.

zuerst herangezogen werden. Dies gilt sowohl für krankhaftes lokales Schwitzen als auch für mildere Formen der Transpiration.

2.1 Die Schweißdrüsen

Anatomisch werden die Schweißdrüsen in zwei Arten eingeteilt. So gibt es die knäuelförmigen freien ekkrinen Drüsen, die für die eigentliche Schweißabsonderung verantwortlich sind und ein völlig geruchloses, wässriges Sekret absondern. Diese Drüsen sind über den gesamten Körper verteilt. In bestimmten Körperregionen sind sie konzentrierter vorhanden, z. B. auf dem Handteller, der Stirn, den Fußsohlen sowie im Achselbereich. Der Schweiß enthält vorwiegend Natriumchlorid.

Die zweite Gattung der Schweißdrüsen, die apokrinen Drüsen, die auch als Duftdrüsen bezeichnet werden, ist nur in wenigen Hautgebieten lokalisiert, wie unter den Achseln oder in der Genitalregion. Der Körper bildet diese Drüsen erst mit dem Einsetzen der Pubertät an den Haarwurzeln aus. Auch sie sondern ein zunächst geruchsneutrales, aber von der Konsistenz her dickflüssigeres Sekret aus. Im Vergleich zu den ekkrinen Drüsen sind die apokrinen Drüsen im Durchschnitt um das 10-Fache größer und eng mit den Haarfollikeln verbunden. Die apokrinen Drüsen sorgen für den typischen Körpergeruch eines Menschen. Bakterien und Hefepilze auf der Haut zersetzen den Schweiß, wodurch der z. T. unangenehme Geruch entsteht.

Die Differenzierung der Schweißdrüsen macht deutlich, dass übermäßiges Schwitzen nicht automatisch zu einem unangenehmen Körpergeruch führen muss.

2.2 Ursache von Schweißgeruch

Metallhaltige Antitranspirante verfügen neben ihrer antihidrotischen Wirkung über eine antimikrobielle[6] Funktion und somit über einen angenehmen Nebeneffekt und ein weiteres Indikationsfeld: Aluminiumchlorid und insbesondere die Arzneirezeptur wird auch in der Lokaltherapie zur Geruchsbekämpfung bzw. zur Therapie des krankhaften Schweißgeruchs angewendet und von Dermatologen empfohlen.

Doch stellt sich zunächst die Frage, wie es überhaupt zu negativen körperlichen Schweißgerüchen kommt und was die Ursache dieses Phänomens ist.

Jeder Mensch verfügt über eine individuell ausgeprägte Duftsilhouette, die sich aus verschiedenen Bestandteilen zusammenfügt. Wissenschaftlich wurde festgestellt, dass jeder Mensch über einen individuell einzigartigen Körpergeruch verfügt. Ursächlich hierfür sind die zerfallenden Eiweiße, deren Komplexe genetisch festgelegt und bei jedem Menschen unterschiedlich sind.

Vom biologischen Standpunkt betrachtet handelt es sich bei der Entwicklung von Körpergeruch um einen natürlichen Prozess. In unserer modernen Zeit wird dieser jedoch als störend und unangenehm empfunden und nicht selten ist die Wahrnehmung von Körpergeruch mit Unreinheit assoziiert. Körperaromen haben zudem einen hohen Einfluss auf die Selbstwahrnehmung und sind aus psychologischen wie auch sozialen Gründen besonders relevant. So handelt es sich beim Körpergeruch, der zur individuellen Kennzeichnung eines Menschen gehört, um einen elementaren Faktor der sozialen Kommunikation. Kaum eine andere Information beeinflusst menschliche Emotionen und Verhaltensweisen so sehr wie der Geruch. Duftinformationen können Stimmungen beeinflussen, Lustgefühle oder Unlust fördern und bewusst oder unbewusst entscheidend sein bei

---

[6] Eine antimikrobielle Substanz ist ein Stoff, der die Vermehrungsfähigkeit oder Infektiosität von Mikroorganismen reduziert oder sie abtötet bzw. inaktiviert.

der Partnerwahl, wenn es um Fragen wie Sympathie oder Antipathie geht.

Bei der Entstehung von Körper- und Schweißgeruch handelt es sich um sehr komplexe Vorgänge, die noch nicht vollständig untersucht sind. Zum besseren Verständnis der Geruchsentstehung wird noch einmal auf die anatomischen und physiologischen Unterschiede der beiden Gattungen der Schweißdrüsen hingewiesen. Man geht davon aus, dass erst der Abbau des apokrinen Schweißes durch Enzyme den Körper- bzw. Schweißgeruch entstehen lässt. Während die ekkrinen Schweißdrüsen bereits im Säuglingsalter voll entwickelt und funktionsfähig sind, bilden sich die apokrinen Schweißdrüsen erst mit der Sexualreife vollständig aus. Aus diesem Grund tritt Körpergeruch häufig erst nach dem Eintritt in die Pubertät auf. Er ist dann auch geschlechtsspezifisch zuzuordnen. Bei den apokrinen Schweißdrüsen gilt zudem die Besonderheit, dass sie von adrenergen[7] Nervenfasern versorgt werden, so dass sich besonders in Stresssituationen eine erhöhte Schweißproduktion einstellen kann. Das Phänomen des Angstschwitzens und -riechens ist vor diesem Hintergrund zu sehen. Extreme Formen eines unangenehmen Körpergeruchs können einen hohen Krankheitswert haben. Man spricht dann in der Diagnosepraxis vom Vorliegen einer Bromhidrosis[8], einer Sonderform der Hyperhidrosis. Der vermehrt produzierte ekkrine Schweiß durchfeuchtet die Hornschicht der Haut ständig und begünstigt die Vermehrung der ortsständigen Keimflora. Mit dem Abbau des Keratins der Hornhaut entstehen kurzkettige Fettsäuren und Amine und damit der unangenehme Körpergeruch, vor allem im Bereich der Leistenregion, der Achselhöhlen und Füße (Zehenzwischenräume) wie auch anderer intertriginöser Areale. Auch die Kopfhaut kann einen unangenehmen Geruch aufweisen, der meist weniger stark wahrgenommen wird, vermutlich weil sich hier die entsprechenden „Duftstoffe" trotz der Behaarung noch relativ schnell verflüchtigen. Analog zum übermä-

---

[7] Adrenerg bedeutet auf Adrenalin (und Noradrenalin) reagierend.

[8] Häufige Begleiterscheinung einer Hyperhidrosis. Krankhafter Schweißgeruch ist meist durch eine Störung der apokrinen Schweißdrüsen bedingt.

ßigen Schwitzen kann auch die Geruchsproblematik von hoher psychischer Belastung für Betroffene sein, bis hin zu wahnhaften Vorstellungen, der Angst, unangenehm zu riechen.

Der auf der Haut gebildete frische Schweiß ist urtümlich völlig geruchsneutral und steril. Unabhängig von der Art der Drüsen, die den Schweiß sezernieren, ist er geruchlos und nimmt erst seinen individuell typischen Geruch an, wenn die natürlicherweise auf der Haut vorhandenen Bakterien die Bestandteile des Schweißes zerlegen. Bestimmte Hautzonen, die vornehmlich mit den großen Schweiß- oder auch Duftdrüsen, den apokrinen Drüsen bestückt sind, begünstigen die Entstehung von Gerüchen, so z. B. im Bereich der feucht-warmen Achselhöhlen oder an den Füßen. Der aus den Duftschweißdrüsen stammende apokrine Schweiß oder Talg wird durch Bakterien in Fettsäuren und Ammoniak verstoffwechselt, was zu einem starken sauren, muffig strengen oder ranzigen Geruch führen kann. In diesen Hautzonen finden die Bakterien ideale Bedingungen vor. Sie können sich optimal vermehren und werden durch die von den apokrinen Drüsen ebenfalls ausgeschiedenen organischen Stoffe wie Lipide reichhaltig ernährt. Die Dichte der apokrinen Schweißdrüsen ist in den feuchten und warmen Körperbereichen besonders hoch, so dass in diesen Körperbereichen auch Bakterien, die entsprechende schweißabbauende Enzyme produzieren, ein erhöhtes Nahrungsangebot vorfinden. Einige Bakterien verwerten auch die auf der Haut vorkommenden Fettsäuren als Nährstoffe. Beim Abbau der Fettsäuren entstehen chemische Verbindungen, die von den Mikroorganismen nicht mehr verwertet werden und z. T. für den unangenehmen Schweißgeruch verantwortlich sind. Die für den Abbau des apokrinen Schweißes verantwortlichen Keime gehören zur Gruppe der grampositiven Bakterien. Sie machen den größten Teil der natürlichen Bakterienflora[9] auf der gesunden Haut aus. Je nach Ausprägung und Entstehung kann der Schweißgeruch in zwei Grundtypen einge-

---

[9] Gesamtheit der Bakterien eines beschriebenen Bereiches, z. B. der Haut, die dort vorübergehend oder andauernd angesiedelt sind.

teilt werden, die mit spezifischen Bakterientypen in Verbindung gebracht werden:

Der in der Regel schwächer ausgeprägte saure Typ, der sich besonders häufig bei weiblichen Personen findet, sowie der stärkere stechend beißende Geruchstyp, der eher Männern zuzuordnen ist. Der für Frauen typische schwach saure Geruch wird von den zu den grampositiven Bakterien zählenden Mikrokokken verursacht. Diese Bakterien sind in der Hautflora gesunder Menschen in großen Anteilen vertreten, besonders jedoch bei Frauen. Demgegenüber verursachen lipophile Diphteroide den stechenden, teilweise scharfen Geruch bei Männern. Diese Geruchsstoffe sind Abbauprodukte des männlichen Sexualhormons Testosteron.

2.3 Psychologie des Schwitzens

Übermäßiges Schwitzen kann bei Betroffenen intensive Schamgefühle provozieren, abhängig davon, wie die Symptomatik subjektiv empfunden wird. Handtellergroße Schweißflecke unter den Armen, ständig tropfende Hände, Schweißperlen auf der Stirn bei der geringsten Anstrengung oder durchnässte Socken und Schuhe können bei dem einen zu einer massiven psychischen Belastung führen, andere Betroffene jedoch stören sich nicht im geringsten oder nur wenig an den Symptomen und stufen diese Erscheinungen als nicht behandlungsbedürftig ein.

Je nach Schweregrad und subjektivem Empfinden können Schwitzprobleme aber derart intensive Schamgefühle hervorrufen, dass sie sich bis zur Phobie entwickeln und einen hohen sozialen Hemmfaktor begründen. Selbst Kleiderwahl und -kauf werden bei vielen Betroffenen durch das Phänomen Schwitzen beeinflusst. So werden Stoff und Farbe der Bekleidung nach dem Gesichtspunkt gewählt, ob man darauf die so peinlichen Flecken sieht oder ob aufgrund der Farbwahl ein Kaschieren möglich erscheint. Tropfende und kullernde Schweißperlen von der Stirn oder dem Kopf werden als ekelig empfunden und der bloße Gedanke, die Schuhe ablegen zu müssen, versetzt einen von Fußschweiß (und nicht selten auch von Fußgeruch) Geplagten nahezu in Panik.

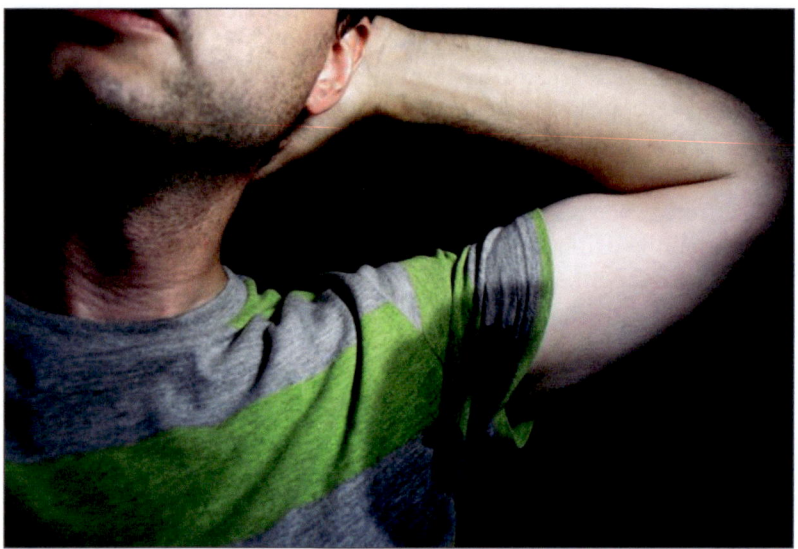

Axillarer textiler Schweißfleck

Vom Handschweiß Betroffene sehen sich tagein tagaus mit dem Problem des gesellschaftsbedingten Händedrucks konfrontiert. Sie scheuen sich davor, jemandem die Hand zu geben, sehen sich gezwungen, diese zuvor verstohlen an der Kleidung abzutrocknen, und versuchen permanent einem Händedruck aus dem Wege zu gehen.

Selbst die Berufswahl kann bei starker Ausprägung des Handschwitzens beschränkt sein, was besonders für Kontaktberufe gilt. In vielen Internetforen zur Problematik des übermäßigen Schwitzens stößt man auf zahlreiche Äußerungen und Dokumentationen zu den psychischen Begleitphänomenen des Schwitzens:

... habe auch dieses Problem mit dem Schwitzen unter den Achseln. Ich kann nur Hemden anziehen, wo man die Schweißflecken nicht so sieht – also immer nur schwarz, das nervt echt.

Ich schwitze sehr stark unter den Achseln, an den Händen und an den Füßen. An den Händen ist es am schlimmsten, ich hab richtig schiss davor, jemandem die Hand zu geben, weil sich doch alle davor ekeln.

Ich schwitze sehr stark am Kopf und an den Achseln. Bei den Händen und Füßen geht es. Vor einem Jahr habe ich meinen Job aufgeben müssen, da ich schon bei geringer Anstrengung, Aufregung oder Stress öle wie eine Bohrinsel – Es viel mir schwer, Meetings zu leiten und auch mal Probleme durchzusetzen. Auch das Ignorieren des Schweißausbruchs konnte ich nicht wirklich gut. Man wurde unsicher und stand auf verlorenem Posten. Ein gefundenes Fressen für die gegnerische Partei ...[10]

So sind Berichte von Menschen zu lesen, die ständig die Arme an den Körper pressen, in dem Glauben, ihr Umfeld würde zu allererst auf die an der Kleidung sichtbaren Schweißflecke schauen und hieraus Rückschlüsse auf die Unsicherheit oder sogar mangelnde Hygiene des Betroffenen ziehen.

Solche Vorstellungen können zum sozialen Rückzug, zu sozialer Flucht und zur Isolation führen. Die Lebensqualität Betroffener kann tiefgreifend gestört werden.

Selbst bei grenzwertigem Schwitzen, wo man objektiv noch gar nicht von einer Krankheit, sondern nur von einer überhöhten Schwitzdisposition sprechen würde, können extreme psychische Begleitfaktoren einen unverkennbaren Krankheitswert begründen.

---

[10] Anonymisierte Gästebucheinträge der buchbegleitenden Website www.transpiration.de

2.4 Diagnoseverfahren – Blick in die Praxis

Den Betroffenen stellt sich zunächst die Frage, wie kann man feststellen bzw. diagnostizieren, ob ein übermäßiges Schwitzen überhaupt vorliegt. Neben der subjektiven Einschätzung bieten sich in der klinischen Praxis mehrere Verfahren zur Schweißmessung an. Jedes Diagnoseverfahren zur Feststellung des Intensitätsgrades der Hyperhidrosis hat aber seine Ungenauigkeit. Es gibt keine 100%ig objektive Feststellung des Schwitzgrades. Aus diesem Grund wird oft auf eine Diagnose verzichtet. In der Praxis hat sich durchgesetzt, dass man Rat beim Dermatologen sucht oder zu einem Antitranspirant greifen sollte, sobald man Transpiration als unangenehm empfindet und sich selbst unwohl fühlt.

Zur Diagnosestellung von Hyperhidrose reichen grundsätzlich die anamnestischen[11] Angaben aus. Die ausführliche Anamnese hilft festzustellen, inwiefern die Erkrankung für den Organismus belastend ist und welche Kontraindikationen berücksichtigt werden sollen.

Für die Messung des übermäßigen Schwitzens gibt es viele verschiedene Methoden. Der Schweißtest nach Minor (Jod-Stärke-Reaktion) eignet sich jedoch in der Praxis am besten zur Diagnose.[12] Hier wird der betroffene Bereich erst mit einer jodhaltigen Lösung befeuchtet und dann mit Stärkepulver bestäubt. Im Areal der vermehrten Schweißsekretion kommt es nun zu einer dunklen Verfärbung. Je mehr Schweiß produziert wird, desto stärker ist die Verfärbung. Der Schweißtest nach Minor ist völlig schmerzlos durchführbar.

Eine einfache quantitative Beurteilung des Schweregrades der Transpiration lässt sich je nach Lokalisation, so z. B. für das Schwitzen im Achselbereich, auch anhand der Größe der Schweißflecke definieren:

---

[11] Anamnese bedeutet Erhebung der Krankengeschichte eines Patienten.

[12] Der Minor-Test erlaubt keine quantitativen Aussagen wie bei gravimetrischen Messverfahren.

Grad I: Deutlich vermehrte Hautfeuchtigkeit mit Schwitzflecken (5-10 cm Durchmesser)

Grad II: Bildung von Schweißperlen, Schwitzflecke (10-20 cm Durchmesser)

Grad III: Schweiß tropft ab, Schwitzflecke (> 20 cm Durchmesser)[13]

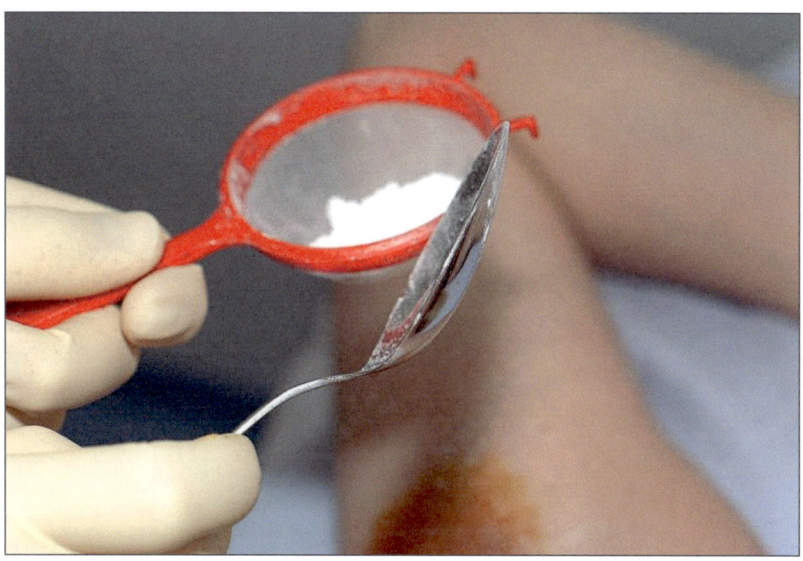

Minor-Test im Achselbereich (Jod-Stärke-Testverfahren)

---

[13] Leitlinien der Deutschen Dermatologischen Gesellschaft (DDG), AWMF Online, Arbeitsgemeinschaft der Wissenschaftlichen Medizinischen Fachgesellschaften.

3. Deodorant / Antitranspirant

3.1 Historischer Rückblick

Deodorante und ihre Vorläufer gibt es bereits seit vielen Jahren. Die Ursprünge der Deodorante reichen sogar bis in die Antike zurück. Lange bevor Deodorante chemisch hergestellt wurden, verwendete man natürliche Produkte, z. B. aus Blüten und Blättern gewonnene ätherische Öle, die bakterizide Eigenschaften haben. Die Anwendung von Pflanzen wie etwa der Myrte als Mittel gegen den Schweißgeruch zählt zu den am häufigsten überlieferten Anfängen des Deodorants.

Im Zuge der Entdeckung und wissenschaftlichen Erforschung der Schweißdrüsen im 19. Jahrhundert wurde bekannt, dass bakterielle Einflüsse für die Entstehung von Körpergeruch in schweißfeuchten Achselhöhlen ursächlich sind. Auf Basis dieser Erkenntnis wurden die ersten Deodorante und Antitranspirante entwickelt, Produkte, mit denen die Feuchtigkeit unter den Armen verhindert werden sollte, um den Bakterien den Nährboden zu entziehen.

Ersten Fehlschlägen bei der Entwicklung von Schweißhemmern in Form der stark hautreizenden Ammoniaktinkturen folgte 1888 die Geburtsstunde des ersten schweißdrüsenverengenden Mittels unter dem Handelsnamen *Mum* in den USA. Es bestand aus einer Zinkverbindung und wurde im Zuge der weiteren Entwicklung mit Aluminiumchlorid angereichert, dem Rohstoff, der sich bis heute in den meisten Antitranspiranten und Kombinationsprodukten findet. Noch immer ist der Produktname Mum in den USA ein Synonym für Deodorante. Zuerst wurde das Mittel in Blechbüchsen angeboten. Die Verpackung der Deodorante wurde durch das Roll-On-System im Jahre 1952 revolutioniert, einem Prinzip, das sich noch heute großer Beliebtheit bei den Anwendern erfreut.

3.2 Boomendes Marktsegment

Der Markt für Deodorante und Antitranspirante ist durch ein schnelles Wachstum gekennzeichnet. Die zunehmende Erkenntnis, dass es sich beim Phänomen des Schwitzens um ein Krankheitsbild handeln kann, das hohe Hygienebewusstsein und der zwanghafte Anspruch auf ein gepflegtes Erscheinungsbild in unserer Gesellschaft führen dazu, dass immer mehr Menschen nach Hilfsangeboten suchen und auf Deodorante oder Antitranspirante zurückgreifen, um der Schweißbildung sowie dem unangenehm begleitenden Schweißgeruch Einhalt zu gebieten. Allein für Westeuropa betragen die jährlichen Wachstumsraten zwischen 5 und 8 %. Noch höhere Zuwachsraten verzeichnen die Märkte Zentral- und Osteuropas (10 bis 15 %).[14] Ursächlich für dieses Wachstum sind das gestiegene Verlangen der Verbraucher nach effizienteren Mitteln und die zunehmende Akzeptanz und das Bewusstsein von Verbraucherseite, dass Deodorant- und/oder Antitranspirantprodukte Aluminiumsalze beinhalten. Weitere Faktoren, die das Wachstum fördern, sind die sich ausweitenden Vertriebskanäle sowie die Erschließung immer neuer Zielgruppen und -märkte. So werden die Produkte im Direktvertrieb, in Apotheken und Drogerien oder im Verfahren der Eigenherstellung für den Massenmarkt angeboten. Auch die immer differenziertere Produktspezialisierung mit neuen Produktformen fördert den allgemeinen Wachstumstrend.

Zum Verständnis dieser statistischen Erhebungen sei jedoch darauf hingewiesen, dass bei diesen Untersuchungen nicht zwischen Deodoranten und Antitranspiranten unterschieden wird. Gesonderte Daten ausschließlich für die Gattung der Antitranspirante sind nicht vorhanden. Eine Definition, ab wann es sich bei einem Produkt um ein Antitranspirant handelt, findet man nur im Zusammenhang mit der funktionalen Betrachtung. Es gibt viele Deodorante mit einem Aluminiumsalzanteil von 2-3 %. Derartige Kombiprodukte sind keine Antitranspirante im eigentlichen Sinne. Nach Rücksprache mit Her-

---

[14] AP/Deo Seminar, Marketing & Sales, October 2007, Polen, Reheis Inc.

stellern kann man erst ab einer Konzentration von ca. 10 % aufwärts von einem echten Antitranspirant sprechen. Der Marktanteil dieser Produkte ist vermutlich noch relativ gering und nur schwer zu schätzen.

Untermauert wird der Trend der dynamischen Marktentwicklung durch eine Vielzahl von Statistiken. Diese ergeben sich aus Marktdaten, die z. B. für den deutschen Raum vom Industrieverband Körperpflege- und Waschmittel e. V. (IKW) jährlich erhoben werden. In anderen Ländern wird es vergleichbare Einrichtungen geben. Statistisch werden hier Zahlen zum Körperpflegemittelmarkt in Deutschland (zu Endverbraucherpreisen) in Mio. Euro ausgewiesen.[15]

In Bezug auf den Gesamtmarkt der Umsätze von Körperpflegemitteln lässt sich ein Teilbereich, der auf Deodorante entfällt, ausweisen und dieser ist seit Jahren von Zuwachsraten geprägt.

Ein markthistorischer Rückblick verdeutlicht den auch internationalen Wachstumsprozess. Zum Vergleich ist anzuführen, dass bereits Mitte der 80iger Jahre in den USA, dem weltgrößten Markt für Antitranspirante und Deodorante, ein Jahresumsatz von 2,7 Mrd. DM in Relation zu 390 Mio. DM für Deutschland erzielt wurde. Der Marktanteil von Antitranspiranten beträgt in den USA zwei Drittel gegenüber den Deodoranten. In Deutschland schätzt man den Anteil der Antitranspirante auf ca. 15 % mit wachsender Tendenz.

Diese Entwicklung lässt sich eindrucksvoll über das Internet verfolgen. Allein das Keyword[16] „Antitranspirant" führt bei einfacher Suche, beispielsweise über den größten Suchmaschinenbetreiber Google, zu über 98.000 Treffern. Noch vor Jahren erhielt man lediglich eine Handvoll inhaltlich relevanter Resultate.

---

[15] Industrieverband Körperpflege- und Waschmittel e.V. (IKW), http://www.ikw.org, Marktdaten.

[16] Begriff oder Begriffskombinationen, den Internetnutzer in das Suchfeld einer Suchmaschine eintippen, um Websites zu diesem Thema zu finden.

Heute wird man von den Ergebnissen nahezu erschlagen und auch die suchspezifische Werbung spricht für die mittlerweile hohe Marktrelevanz kommerzieller Antitranspirante sowie dem gestiegenen Informationsbedürfnis zu diesen Produkten.

Statistiken sind zwar mit Vorsicht zu genießen, dennoch ist dieses Phänomen ein deutliches Spiegelbild der galoppierenden Marktentwicklung.

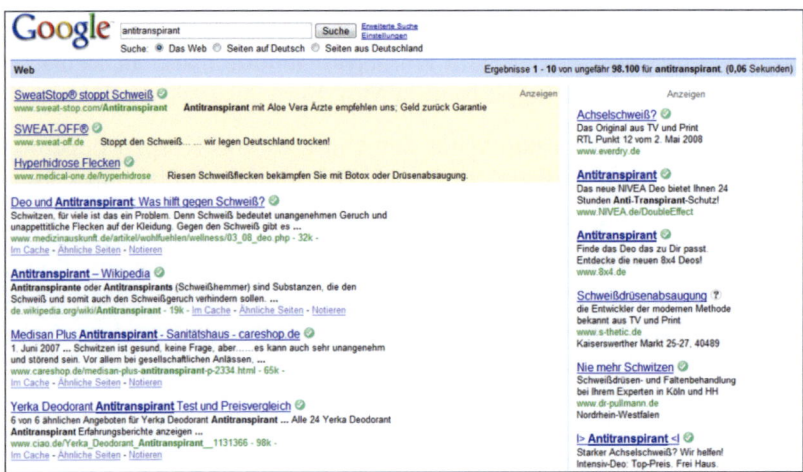

3.3 Begriffsverwirrung: Deodorant oder Antitranspirant

Das Angebot an Produkten zur Schweißhemmung und Vermeidung von Körpergeruch besteht aus den zwei Hauptgruppen Deodorante[17] und Antitranspirante.

In vielen europäischen Ländern und speziell im deutschen Sprachraum wird aber nicht immer zwischen Deodorant und Antitranspirant

---

[17] Lat.: Entriecher.

differenziert. Der Begriff Deodorant oder Deo findet oftmals als Gattungs- oder Oberbegriff für beide Produktvarianten Anwendung.

Die begriffliche Verwirrung wird noch dadurch verstärkt, dass im deutschsprachigen Raum zunehmend auch Deodorante angeboten werden, die einen Antitranspirantwirkstoff enthalten. Diese Kombinationsprodukte gehören im engeren Sinne eigentlich nicht zu den klassischen Deodoranten, die ursprünglich nur den Geruch tilgen sollten. Vielmehr verfügen sie über eine Dualfunktion: Sie mindern den Geruch und regulieren die Schweißbildung.

Die Werbebranche tut ein Übriges, um die funktional getrennt voneinander zu wertenden Produktarten über einen Kamm zu scheren. Der Werbespot eines namhaften Deodorantherstellers mit dem Slogan: „... ist mehr als ein Deodorant, es ist ein Antitranspirant" unterstreicht diese aus wirtschaftlichen Gesichtspunkten sicherlich nicht unerwünschte Konfusion.

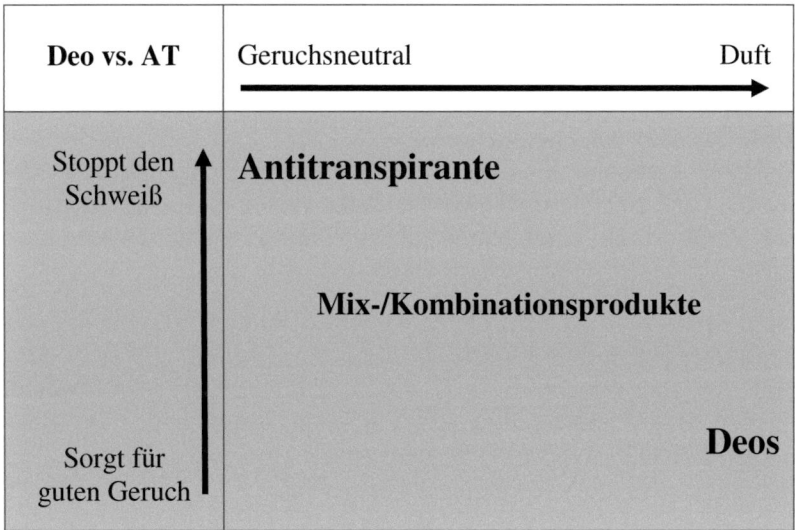

Bei den Antitranspiranten unterscheidet man zudem zwischen Produkten, die im Rezepturbetrieb als medizinische Arznei verordnet werden, und den verordnungsfrei erhältlichen Fertigprodukten, die zur Gattung der Kosmetikartikel zählen. Hierbei könnte der Eindruck entstehen, die Kosten eines Antitranspirants, zumal das der verordneten dermatologischen Arznei, würden von der Krankenkasse erstattet. Dies ist jedoch nicht so, die Aufwendung hat der Betroffene selbst zu tragen. Vermutlich steht dies damit im Zusammenhang, dass übermäßiges Schwitzen als Tabuthema gilt und noch längst nicht von allen Seiten als Krankheit verstanden und akzeptiert wird.

Deodorant

Bei einem Deodorant handelt es sich um ein Körperpflegemittel, das vorwiegend unter den Achseln aufgebracht wird, um unangenehmen Körpergeruch zu bekämpfen.

Deodorante gehören zur Klasse der Kosmetika. Vielfach werden sie als Unterarmkosmetik beschrieben. Sie wirken in der Regel bakterienhemmend und verhindern so die Entstehung des unangenehmen Geruchs, der durch die bakterielle Zersetzung des Schweißes hervorgerufen wird. Zudem überlagern sie Körpergeruch durch ihre Parfümierung.

Zum Erzielen der bakterienhemmenden und geruchsüberdeckenden Wirkung enthalten moderne Deodorante zahlreiche, akribisch erforschte und selektierte Wirkstoffe. Dazu zählen z. B. Geruchsabsorber, Parfümstoffe, keimhemmende Mittel und Enzyminhibitoren.[18]

Die in allen erdenklichen Darreichungsformen erhältlichen Deodorante werden in verschiedenen Geruchsvarianten angeboten, von herb, über fruchtig und frisch bis aromatisch. Zudem gibt es Deodorante für jedes Geschlecht, z. B. mit maskulinem Duft ausschließlich für den Mann, und reine Unisex-Varianten. Neben neuen Duftrichtungen zeichnen sich viele Deodorants durch innovative Designs und richtungsweisende Verpackungslösungen aus.

---

[18] Stoffe, die Stoffwechselreaktionen, an denen Enzyme beteiligt sind, unterdrücken oder verlangsamen.

Ausgehend von der Erkenntnis, dass Männer anders und stärker transpirieren als Frauen, vereinen spezielle Männerprodukte hochwirksame Rezepturen mit verschiedenen maskulinen Düften. Damit gehen die Produkte auf die unterschiedlichen Geruchstypen von Männern und Frauen ein: Der schwächere, *„saure"* Geruchstyp findet sich vor allem bei Frauen. Der stärkere, *„stechende"* oder *„beißende"* Geruchstyp ist eher Männern zuzuordnen.

Über Duftlinien und Verpackungsformen sind einige Hersteller dazu übergegangen, Deodorante für weitere spezifische Zielgruppen auf den Markt zu bringen. Die Positionierung erfolgt vorrangig über Duft und Verpackung. Zu dieser Gruppe zählen z. B. Deodorants für Sportler, Jugendliche oder junge Mädchen. Je nach Formulierung wirken die Produkte erfrischend, stimulierend oder entspannend. Einige Deodorants sind Bestandteil kompletter Körperpflegeserien, die an einer einheitlichen Duftlinie ausgerichtet sind.

In allen Darreichungsformen erhältlich, bieten Deodorante eine effektive Vorbeugung gegen Körpergeruch und verfügen über eine langanhaltende Wirkung. Besonders milde Varianten sind mit pflegenden Substanzen angereichert und meist alkoholfrei. Zum großen Teil ist auch das Verpackungsdesign gezielt auf die Verwendergruppe zugeschnitten.

Antitranspirante

Antitranspirante sind Antihidrotika[19] und gehören damit zur Gruppe externer Lokaltherapeutika. Man differenziert zwischen den medizinischen Antitranspiranten, allen voran den Invididualrezepturen auf Basis von Aluminiumchlorid-Hexahydrat, sowie den Fertigprodukten mit verschiedensten Wirkstoffen.

Die Anwendungsform dieser Schweißhemmer beschränkt sich im Gegensatz zu den Deos nicht auf den axillaren Bereich. Auch Stirn, Hände, Füße und andere Körperareale können mit Antitranspiranten

---

[19] Mittel gegen übermäßige Schweißabsonderung.

behandelt werden. Herkömmliche Deos töten schweißzersetzende Bakterien lediglich ab, während Antitranspirante die Schweißbildung von vornherein verhindern, indem ein Wirkstoff, das Adstringens[20], die Schweißdrüsen abdichtet.

Unterschiedliche Substanzen kommen als Mittel der Sekretionshemmung zur Anwendung. Ihnen wird allesamt eine selektive Wirkung in der Form zugeschrieben, als dass sie ihre Wirkung ausschließlich auf die ekkrinen Schweißdrüsen übertragen. Die für die Geruchsentstehung verantwortlichen apokrinen Drüsen bleiben bei dieser Art der Behandlung unbeeinflusst. Antitranspirante wirken rein äußerlich. In diesem Zusammenhang spricht man medizinisch auch von einer topischen Anwendung.

Nur am Rande erwähnt werden sollen hier Stoffe wie Säuren, etwa Gerbsäure oder Trichlor-Essigsäue, und Aldehyde, z. B. Formaldehyd. Diese Stoffe verfügen über eine eiweißfällende Funktion und erzeugen bei Anwendung einen oberflächlichen Verschluss der Schweißdrüsenpore. Da hier nur die hautoberflächlichen Zellen betroffen sind, erfolgt eine zeitnahe Abstoßung des Verschlusses. Die Sensibilisierungsrate dieser Substanzen ist als eher hoch einzuschätzen, insofern finden diese Mittel kaum mehr Akzeptanz bei den Anwendern. Auch Gerbstoffe werden für die Therapie diskutiert. Sie verfügen ebenfalls über eine adstringierende Wirkung, der hemmende Effekt ist aber eher gering.

Im Gegensatz zu den oben aufgeführten Gruppen verfügen Antitranspirante in Form von Metallsalzlösungen über eine überdurchschnittlich antihidrotische Wirkung und haben insofern die weiteste Verbreitung gefunden. Aus diesem Grund widmet sich diese Abhandlung im Schwerpunkt dieser speziellen Substanz, die auch wissenschaftlich in breiter Form untersucht wurde.

---

[20] Mittel, das beim Auftreffen auf Haut oder Schleimhaut durch Eiweißfällung u. a. zusammenziehend, austrocknend und blutstillend wirkt.

Die klassischen Antitranspirante beinhalten ausschließlich Wirkstoffe, die auf die Regulation der Schweißsekretion ausgerichtet sind. Geruchsbeeinträchtigende Zugaben oder Bestandteile, wie sie in klassischen Deodorants vorkommen, fehlen hier gänzlich. Und dennoch tragen auch die Antitranspirante aufgrund ihres Wirkstoffes wesentlich zur Minderung des Körpergeruchs bei, ein angenehmer Nebeneffekt, der aber ursprünglich nicht zum primären Therapieziel gehörte.

Bei den Antitranspiranten handelt es sich um Mittel zur Eindämmung des Schweißes. Antitranspirante verringern die Schweißsekretion. Durch die vorübergehende Verengung der Schweißdrüsen wird die Schweißbildung in Abhängigkeit vom jeweiligen Antitranspirant um bis 90 % reduziert, ohne dass dadurch die Temperaturregulation des Körpers behindert wird.

Sekundär kann ein solches schweißhemmendes Präparat auf Basis bestimmter metallhaltiger Wirkstoffe auch die Entstehung von Schweißgeruch verhindern. Aus diesem Grund haben sie nicht nur eine symptomatische Therapiefunktion sondern werden häufig auch zur Geruchsprophylaxe eingesetzt. Antitranspirante verfügen somit auch über eine antimikrobielle Funktion.

Naturprodukte

Zur Behandlung und Vorbeugung von Schweißgeruch werden in einigen Ländern diverse Alternativen angeboten, wie z. B. Alaunkristalle. Schon die alten Ägypter nutzten diese chemische Metallverbindung als Deodorant. Als Wirkstoff beinhalten sie das als Adstringens geltende Alaun, ein schwefelsaures Doppelsalz. Deo-Kristalle bestehen gewöhnlich aus unchloriertem Aluminium- und Ammoniumsulfat, manchmal auch Kaliumsulfat. Alaun wird genässt auf die zu deodorierenden Stellen aufgetragen, wodurch die Säure des Alauns den Körpergeruch neutralisiert. Alaun wird daher als Deodorant verwendet, weniger als Antitranspirant. Deo-Kristalle können die Vermehrung der schweißzersetzenden Bakterien stoppen. Bekannt ist auch die Anwendung eines Alaunstiftes zur Blutstillung. Eine deutliche Parallele dieser alternativen Produkte zu unseren modernen Antischweißmitteln sind erkennbar. Die Wirkweise auf Basis von Metallsalzen ist oftmals identisch.

Deo-Kristalle erfreuen sich in jüngster Zeit zunehmender Beliebtheit. Grund hierfür ist die Tatsache, dass diese ohne Duftstoffe, Konservierungsmittel oder Begleitstoffe auskommen und daher ein Höchstmaß an Hautfreundlichkeit versprechen. Keines der im Handel befindlichen Deo-Kristalle enthält chlorierte Aluminiumsalze. Bei den natürlichen Kristallen werden weder die Poren verstopft noch wird die Transpiration beeinträchtigt. Die Natürlichkeit des Stoffes geht jedoch zu Lasten der Wirksamkeit, denn in Relation zu Aluminiumchlorid wirkt Alaun nur bedingt schweißblockend.

3.4 Die Indikation von Antitranspiranten

Bei der Anwendung von Antitranspiranten stellt sich die Frage, bei welchem Schwitzmuster oder Krankheitsbild das Mittel medizinisch indiziert ist. Einschränkend im Zusammenhang mit dem belastenden Schwitzen ist, dass zur Behandlung mit Antitranspiranten keine Krankheit im engeren Sinne, also eine klassische, diagnostizierte Hyperhidrosis vorliegend sein muss. Ganz im Gegenteil sind diese Mittel gerade auch bei mittleren bis mäßigen Formen des Schwitzens indiziert, die noch keinen Krankheitszustand begründen, aber dennoch zu hohen psychosozialen Belastungen und Einschränkungen im Alltag führen können. Nicht umsonst sind Antitranspirante, und hier zumindest die vielen industriellen Fertigprodukte, ja auch der Kosmetik zuzurechnen, somit Mittel des täglichen Gebrauchs zur ärztlich unbegleiteten Selbstanwendung.

Antitranspirante sind Lokaltherapeutika, die auf betroffene regionale Hautbereiche aufgetragen werden, um dort ihre schweißreduzierende Wirkung zu entfalten. Sie werden vorzugsweise dort zum Einsatz gebracht, wo eine besonders hohe Zahl Schweiß sezernierender ekkriner Drüsen lokalisiert ist und die Hautbereiche einem Wärmestau ausgesetzt sind.

Erfolgt übermäßiges Schwitzen in klar umrissenen Hautbereichen, so bezeichnet man dieses Phänomen unabhängig von den Ursachen als lokales Schwitzen, pathologische Formen werden in der fachmedizinischen Literatur auch als fokale oder umschriebene Hyperhidrosis bezeichnet.

Zu den häufigsten Phänomenen des exzessiv störenden lokalen Schwitzens zählen die axillare Transpiration, das Schwitzen im Achselbereich, sowie die palmoplantare Transpiration an Händen und Füßen. Neben diesen Phänomenen werden von Betroffenen aber auch das Schwitzen auf der Stirn, am Rücken, im Genital- oder Gesäßbereich beklagt und als massiv störend empfunden.

Achselschweiß (axillare Hyperhidrosis)

Beim Achselschwitzen prägen sich nicht selten handtellergroße nasse Schwitzflecken in der Kleidung aus, die als überaus peinlich und störend empfunden werden. Die Achselhöhlen triefen vor Nässe, hässliche, unappetitliche ringförmige Salzränder können sich bilden, der Schweiß verfärbt die Wäsche gelb. Es wird meist weiße oder dunkle Kleidung getragen, da hier die Schweißflecke nicht so stark sichtbar werden. Ein weiteres großes Problem bei der axillaren Form kann die starke Geruchsentwicklung sein, man spricht dann von der axillaren Bromhidrose. Eingrenzend muss hierbei aber berücksichtigt werden, dass sich krankhafter Körpergeruch nicht nur auf den axillaren Bereich beschränkt, eine Bromhidrose kann auch generalisiert sein oder sich auf eine andere Region lokalisieren, wie z. B. auf den Fußbereich.

Obwohl die Konzentration der für das Schwitzen verantwortlichen Schweißdrüsen in Regionen wie Stirn, Handflächen oder Fußsohlen um ein vielfaches höher ist als im Achselbereich, wo man von einer Lokalisation von nur ca. 1 % der Gesamtschweißdrüsenzahl ausgeht und die Flüssigkeitsabgabe somit relativ gering ist, wird Schwitzen dort als massiv störend empfunden. Ursächlich hierfür ist, dass die Feuchtigkeit intensiver gespürt wird, da der Schweiß im Achselbereich nicht so leicht verdunsten kann. Die Folge ist, dass sich Schweißflecken in der Kleidung abzeichnen. Durch psychische Faktoren wird der Kreislauf des Schwitzens dann meist aufrechterhalten und intensiviert. Das sogenannte Angstschwitzen, emotionale Faktoren wie Stress oder Scham und auch körperliche Anstrengung halten den Schweißprozess in Gang und Erhöhen das Gefühl der Unbehaglichkeit. Der Schweiß kann so stark fließen, dass sich davon Geplagte ihrer hässlichen Schwitzflecken wegen schämen.

Handschwitzen (palmare Hyperhidrosis)

Übermäßiger Handschweiß ist die folgenreichste und zudem unangenehmste Form der Hyperhidrose. Maßgeblich ist hier die Intensität des Handschwitzens. Erfolgt dieses nicht nur als Feuchtigkeitsfilm sondern sogar bis hin zu Zuständen des Abtropfens von Schweißperlen so kann diese Form einen hohen Krankheitswert darstellen.

Die Hände sind im täglichen Leben, sowohl im sozialen als auch im beruflichen Bereich, für wichtige „Handgriffe" zuständig. Viele Betroffene sind in ihrer Berufswahl eingeschränkt, haben Schwierigkeiten bei der Handhabung feuchtigkeitsempfindlicher Materialien wie Papier und scheuen sich, bei der Begrüßung einem anderen Menschen die Hand zu geben.

Fußschweiß (plantare Hyperhidrose)

Als Hyperhidrose sollte man nur diejenigen Formen bezeichnen, wo der Schweiß auch ohne Fußbekleidung stark ausgeprägt ist oder die Schuhe binnen kurzer Zeit durch die Schweißmenge durchnässt oder gar zerstört werden. Bei dieser Form liegen häufig unangenehme sekundäre Hautkrankheiten wie Fußpilz vor.

Stirn und Gesicht

Einige Patienten klagen über eine starke Schweißproduktion im Bereich des Gesichts, des gesamten Kopfes und vor allem an der Stirn, was als peinlich empfunden wird. Gerade für Menschen, die in der Öffentlichkeit stehen, ist dieses Phänomen sehr störend. Betroffene wirken unsicher, wenn sie bei Diskussionen mit Mitmenschen sichtbar schwitzen.

Weitere Lokalisationen

In seltenen Fällen kann ein isoliertes Schwitzen auch am Rumpf oder den Oberschenkeln übermäßig auftreten. Gesäß, Genitalbereich oder auch Körperteile, wo Hautfalten übereinanderlappen, können ebenfalls betroffen sein. Die Anwendung von Antitranspiranten ist in diesen Regionen beschränkt, da die zu behandelnden Hautbereiche sehr sensibel sind. Dennoch gibt es Berichte Betroffener, die auch diese Schwitzphänomene mit Antitranspiranten zumindest auf ein erträgliches Maß eindämmen konnten.

Ganzkörperschwitzen (generalisierte Hyperhidrosis)

Bei Vorliegen des sogenannten Ganzkörperschwitzens, einer Disposition zu übermäßiger Schweißsekretion, die sich über die gesamte Hautoberfläche erstreckt, ist eine Anwendung von Antitranspiranten nicht indiziert. Die Verwendung externer Mittel scheidet bei einer generalisierten Hyperhidrosis aus.

Hier stehen vielmehr systemische Anwendungen, etwa die medikamentöse Einnahme von anticholinergischen[21] Mitteln, als therapeutische Option zur Verfügung. Bei dieser Sonderform des Schwitzens ist es wichtig, zu Beginn der Therapie internistisch eine Grunderkrankung auszuschließen, die für die übermäßige Transpiration am gesamten Körper verantwortlich ist. Sich von Kopf bis Fuß mit Antitranspiranten einzusprühen oder einzureiben erscheint schon aufgrund der Definition von Antitranspiranten als lokal, somit örtlich wirkendes Mittel, behandlungsverfehlt.

Zugleich kann angemerkt werden, dass bei manchen Betroffenen durchaus lokale Schweißphänomene kombiniert auftreten, so z. B. eine Kombination des übermäßigen Schwitzens an Händen und Füßen oder an Stirn und unter den Achselhöhlen. In einem solchen Fall sind Antitranspirante, analog zu isoliert auftretenden Schwitzphänomenen, wiederum bevorzugtes Anwendungsmittel.

---

[21] Die Wirkung ergibt sich aus der Hemmung des Neurotransmitters Acetylcholin, der u. a. das Schwitzen provoziert.

4. Anwendung von Antitranspiranten

4.1 Applikationsformen von Antitranspiranten

Die Palette an Applikationsformen der externen Therapeutika zur Behandlung des Schwitzens ist vielfältig. So werden Deodorante wie auch Antitranspirante in unterschiedlichen flüssigen und festen Darreichungsformen angeboten. Die Anwendungsformen medizinischer Rezepturen sind gegenüber den Fertigprodukten hingegen weitaus eingeschränkter und spezieller, so dass zunächst die Betrachtung der kosmetischen Industrieprodukte erfolgt.

Die Darreichungsformen von herkömmlichen Deodoranten sind vielfältiger als die der Antitranspirante, dennoch gibt es mittlerweile auch letztere in den verschiedensten Produktvarianten. Zu den gängigsten Darreichungsformen zählen Aerosole, Pumpzerstäuber, Roller, Cremes, Puder, Gele, Seifen, Kristalle, Tücher und Stifte. Sehr oft sind Antiranspirante im Gegensatz zu Deodorants völlig geruchlos.

Die Produkte werden sowohl unter Zusatz von Wasser als auch als wasserfreie Rezepturen hergestellt. Bei den wasserfreien Suspensionen sind die Wirkstoffe in Form feinster Pulver in flüssigen Trägersystemen gelöst. Diese enthalten je nach Anforderung als Zusatzstoffe spezielle Säuren, Öle, Fette, Siliconöle oder Wachse und verfügen damit zusätzlich über eine hautpflegende Wirkung.

Vorteil der diversen Anwendungsformen ist, dass ein Einsatz der Produkte in den unterschiedlichsten Situationen ermöglicht wird. Je nachdem in welchen Bereichen das Schwitzen lokal am meisten stört, können Anwendungsformen gezielt ausgewählt werden. Ein Roll-On-Stift oder ein Pumpzerstäuber eignet sich besser zur Behandlung axillarer Hautstellen während eine Lotion oder Tinktur hingegen an Händen oder Füßen bzw. Gesicht/Stirn besser angewendet werden kann.

Innovationen, die Erforschung neuer Rezepturen und Formeln sowie die Abstimmung der Verpackung auf den Inhalt bringen immer neue

Applikationsformen in Umlauf. Eine direkte Wechselbeziehung besteht zwischen Produktrezeptur und Anwendungsform. Diese Variationsbreite trägt den Ansprüchen Betroffener und den individuellen Besonderheiten Rechnung.

Nachfolgend werden die gängigsten Formen aufgezeigt, die sowohl als ausschließliches Deodorant wie auch als Kombipräparat oder reines Antitranspirant erhältlich sind.

Lösungen

Bei den wasserhaltigen Präparaten wird zwischen klaren Lösungen und Emulsionen unterschieden. Die klaren Lösungen enthalten meist Alkohol und sind gegebenenfalls mit Gelbildnern angedickt. In der Regel werden sie mit Hilfe von Wattestäbchen oder Pads aufgebracht.

Unter einer Emulsion versteht man hingegen ein fein verteiltes Gemisch zweier verschiedener, in der Regel nicht mischbarer Flüssigkeiten. So bildet ein fein verteiltes Gemisch zweier Flüssigkeiten wie Öl und Wasser, man spricht vom O/W-Typ, eine klassische Emulsion. Die eine Flüssigkeit liegt dabei in Form kleiner Tröpfchen in der anderen Flüssigkeit vor. Diese meist trüben und milchigen Substanzen unterscheiden sich demnach von komplett mischbaren Flüssigkeiten wie etwa Alkohol und Wasser.

Die mit Abstand häufigste Applikationsform für wasserhaltige Antitranspirantlösungen sind Roll-On-Produkte.

Aerosol, Spray

Bei Aerosolen werden die Wirkstoffe mit Flüssiggas als Treibmittel unter Druck in Spraydosen eingefüllt, so dass eine homogene Lösung entsteht. Während des Sprühvorgangs verdampft das Treibmittel aufgrund der Druckminderung schlagartig. Dadurch wird die Wirkstofflösung in feinste Tröpfchen zerteilt (Aerosolisierung).

Deosprays überzeugen durch eine leichte, hygienische Anwendung und exakte Dosierung. Ein Druck auf den Sprühkopf reicht aus, um die Wirkstoffe fein zerstäubt in der benötigten Menge aufzutragen. Über die Verdunstungskälte vermitteln die Sprays zugleich ein angenehmes Frischegefühl auf der Haut.

Die meisten Deosprays basieren auf alkoholischen Wirkstofflösungen; diese machen 20 bis 60 % des Gesamtinhalts aus. Hinzu kommen rückfettende bzw. fixierende Substanzen. Als Treibgase werden heute Kohlenwasserstoffe verwendet. Fluorchlorkohlenwasserstoffe sind aus ökologischen Gründen seit vielen Jahren verboten. Alternativ zu den alkoholischen werden auch Wirkstofflösungen auf Ölbasis angeboten. Sie haben einen hohen Treibgasanteil (über 90 %) und finden sich hauptsächlich im „Mildsegment".

Pumpsprays

Bei den Pumpsprays wird das Produkt ohne Treibmittel rein mechanisch freigegeben. Weil der Sprühnebel aus relativ großen Tröpfchen besteht, kann im Vergleich zu Flüssiggas-Aerosolen ein etwas feuchteres Hautgefühl auftreten. Pumpsprays werden in Kunststoffflaschen mit Pumpsystem angeboten.

Formulierungen für Pumpsprays verwenden wässrig/alkoholische Lösungsgrundlagen mit einem Wassergehalt zwischen 10 und 70 %. Da die Löslichkeit von Parfümölen und Wirkstoffen mit steigendem Wassergehalt im Verhältnis zum Alkohol abnimmt, wird die Homogenität des Produkts durch Lösungsvermittler und Emulgatoren sichergestellt. Die Industrie hat die Produkte in den letzen Jahren immer weiterentwickelt. So finden sich heute Antritranpsirante, die mit Dexphantenol, Aloe Vera oder mit anderen natürlichen Substanzen angereichert sind.

Weitere Inhaltsstoffe sind Fixiermittel sowie gegebenenfalls Stabilisatoren gegen Lichteinwirkung. Zudem kommen besonders dünnflüssige O/W-Emulsionen (Öl-Tröpfchen sind in Wasser eingebettet) zum Einsatz, die fast immer ohne Alkohol formuliert werden. Transparente Deodorant-Gele zeichnen sich durch ein frisches Hautgefühl aus und zeigen auf der Haut keinen weißen Rückstand.

Roll-On

Für Roll-On-Deodorante oder -Antitranspirante, die nach dem gleichen Prinzip funktionieren wie ein Kugelschreiber, sind flüssige Rezepturgrundlagen erforderlich. Gele und Emulsionen vom O/W-Typ sorgen für eine gute Übertragung und Verteilung des Produkts mit Hilfe der Rollkugel. Die meist alkoholhaltigen Gelgrundlagen verwenden z. T. die gleichen Wirkstoffe wie Pumpsprays. Ihnen werden spezielle Quellstoffe zugesetzt. Die Mehrheit der Produkte basiert jedoch auf O/W-Emulsionen.

Die Gele vermitteln ein angenehmes und frisches Hautgefühl. Antitranspirant-Roll-On-Formulierungen auf Basis von O/W-Emulsionen zeigen den Nachteil, dass sie häufig stark weißeln, d. h. zur Mikroschaumbildung neigen und Stabilitätsprobleme aufweisen. Die Roll-On-Formen sind nur für den Achselbereich vorgesehen. Die Anwendung ist bequem, jedoch ist der größte Nachteil, dass Roll-Ons die Bakterien auf der Haut mit dem Rollen ins Gebinde aufnehmen.

Deostifte

Klassiker unter den Deodorants sind Deostifte. Ihre Grundmasse muss bestimmte Anforderungen hinsichtlich Härte und Formbeständigkeit erfüllen. Gleichzeitig soll sich der Stift auf der Haut schon bei leichtem Andrücken abreiben lassen. Die geforderten Eigenschaften werden mit Hilfe von Seifen-Glykol-Gelen erreicht. Deostifte sind leicht aufzutragen und haben einen angenehmen Duft. Sie bieten langanhaltende Frische und milde Pflege, auch bei empfindlicher Haut. Einige Rezepturen sind mit pflegenden oder feuchtigkeitsspendenden Substanzen angereichert. Bei anderen enthält der Kern des Stiftes andere Inhaltsstoffe als seine Hülle. Auf diese Weise können zwei Produktleistungen miteinander kombiniert werden.

In Bezug auf Antitranspirante ist anzuführen, dass diese Form eher nachteilig erscheint. Stiftförmige Zubereitungen haben den Nachteil, dass die Stiftmasse bei der Anwendung häufig bröckelt. Dies ist insbesondere bei hohen Gehalten an antitranspirativen Wirkstoffen wie Aluminiumchlorohydrat der Fall. Auch ist der Abrieb, das heißt die

Übertragung der Stiftmasse auf die Haut, in der Regel unzureichend. Diese Nachteile lassen sich in der Regel nur dadurch umgehen, dass man die Formulierung der Zubereitung unter Inkaufnahme einer geringeren Wirksamkeit des Stiftes ändert. Nicht zuletzt stellt die Applikation mit Hilfe eines Stiftes ebenfalls (wie beim Deostift) eine wenig hygienische Anwendungsform von Antitranspiranten dar, da die Zubereitung direkt mit der verkeimten Haut in Berührung kommt.

Lotionen und Cremes

Cremes eignen sich gerade für ein Deodorant besonders gut, da sich Wirkstoffe darin sehr gut verarbeiten lassen. Hinzu kommen die ohnehin bekannten Anwendungsvorteile: Cremes ziehen leicht ein, kleben und schmieren nicht und hinterlassen ein angenehm trockenes Gefühl auf der Haut. Deo-Cremes schützen lang anhaltend vor Körpergeruch, sind hautverträglich und frei von Alkohol.

Parallel zur Wiederbelebung dieses Segments kamen neuartige Verpackungen auf den Markt: Innovative Dosiersysteme spenden das Produkt durch Doppelklick auf eine Taste. Dadurch lässt sich die benötigte Crememenge exakt bemessen, anschließend bequem und hygienisch auftragen.

Weiterer Vorteil der Cremes: Hände und Füße sprechen auf flüssige Antitranspirante in den meisten Fällen nicht an. Der Grund dafür ist, dass die Flüssigkeit wegen der dickeren Hautstruktur nicht tief genug bis zu den Schweißdrüsen vordringen kann. Eine Creme zieht jedoch auch in tiefere Hautschichten ein.

Einige Produkte basieren nicht auf dem Prinzip, die Schweißausgänge zu verengen, sondern arbeiten mit Talk, um den Schweißfluss zu bekämpfen. So existieren mittlerweile auch neue Lotionen, die hautfarbig eingefärbt sind und deren Wirkung durch Menge und Rhythmus variiert werden kann.

Pulverförmige Substanzen: Puder

Eine weitere Darreichungsform von Deodoranten und Antitranspiranten sind Puder auf Talkum-Basis. In ihre Rezepturgrundlage werden zumeist synthetische Bakteriostatika[22] eingearbeitet.

Pulverförmige Zubereitungen haben den Nachteil, dass sie sich in der Regel nicht sauber und zielgenau applizieren lassen. Ferner ist eine den Umständen gemäße Dosierung in der Regel unmöglich. Bei der Anwendung pulverförmiger Zubereitungen stauben diese häufig. Bei längerer Lagerung angebrochener Pulverpackungen neigen die im Vorratsbehälter aufbewahrten Pulver zur Verklumpung, was die Dosierung und Applikation zunehmend erschwert. Nicht zuletzt lassen sich die Verpackungsbehältnisse, nachdem sie angebrochen wurden, nicht mehr luftdicht verschließen. Bei längerer Lagerung verflüchtigen sich die Parfümstoffe dieser Zubereitungen.

Tücher

Zu den neuen Applikationsformen zählen Deo-Tücher. Einzeln in handliche Sachets verpackt, sind sie bequem zu transportieren und eignen sich insbesondere für die Anwendung unterwegs. Deo-Tücher bestehen aus einem Vlies, das mit einer hautmilden Deodorant-Lösung getränkt ist. Die weichen, reißfesten Tücher reinigen die Haut, nehmen Schweiß und Geruchsbakterien auf und erneuern beispielsweise unterwegs den Deo-Schutz für den Rest des Tages. Die Haut trocknet unmittelbar nach Anwendung, so dass Wirkstoffe und ein frischer Duft sofort zur Geltung kommen. Ein Deo-Tuch reicht für eine Einmal-Anwendung in beiden Achselhöhlen.

---

[22] Als Bakteriostatikum wird eine Substanz bezeichnet, die das Wachstum von Bakterien hemmt.

Gebräuchliche Applikationsformen mit Vor- und Nachteilen

	Vorteile	Nachteile
Lösung, Rezeptur	• günstig • individuelle Herstellung möglich	• ohne pflegende Zusätze • hohes Risiko von Hautirritationen
Aerosol, Spray	• bequeme Anwendung • sehr effizient, da flüssig • exakte Dosierung • hygienische Anwendung • an allen Körperregionen anwendbar	• evtl. weniger umweltfreundlich
Pumpspray	• sehr effizient, da flüssig • hygienische Anwendung • an allen Körperregionen anwendbar	• genaues Auftragen muss geübt sein • pumpen von Hand
RollOn	• bequemes Auftragen	• Bakterien werden ins Gebinde aufgenommen • nur für Achselbereich
Deostifte	• bequemes Auftragen	• keine hohe Ansprechrate, da nicht in flüssiger Form • nicht sehr hygienisch
Lotionen, Creme	• oft mit Zusätzen für hautfreundliche Anwendung • Menge kann individuell einmassiert werden • für Gesicht und Stirn geeignet	• Rückstände auf Fingern
Puder	• stark hauttrocknend	• umständliche Anwendung • verschwenderisch in der Anwendung
Tücher	• praktisch für unterwegs	• einmalige Anwendung teuer • oft nicht nötig (gute Antitranspirante wirken 24 bis 72 Stunden)

4.2 Wirkstoffe von Antitanspiranten

Unterschiedliche Wirkstoffe finden als Antitranspirante Anwendung, wobei die Metallsalzlösungen und hier vorrangig das Aluminiumsalz hinsichtlich seiner therapeutischen Effektivität von Ärzten, Dermatologen, Apothekern und in der industriellen Produktion hochwirksamer Antitranspirante bevorzugt wird. Bewährte Adstringentien sind neben dem hochwirksamen und häufig als Individualrezeptur verabreichten Aluminiumchlorid-Hexahydrat das Metallsalz Aluminiumchlorohydrat (ACH) und der Aluminium-Zirkonium-tetrachloro-Glycin-Komplex (ZAG). Beide Verbindungen sind in Deutschland für die Herstellung schweißhemmender Produkte zugelassen und werden auch von der FDA[23] als sicher eingestuft. ACH und ZAG kommen häufig als Roh- und Wirkstoffe in Kosmetika bzw. antihidrotisch wirkenden Fertigprodukten zum Einsatz, wobei es sich bei ACH um den am häufigsten eingesetzten Wirkstoff handelt.

Durch Studien ist die Wirksamkeit des Aluminiumchlorids zur Schweißreduzierung wissenschaftlich bewiesen. So konnte in dermatologischen Versuchsreihen durch die Anwendung von Antitranspiranten mit Metallsubstanzen bei 95 % der Probanden eine wesentliche Verminderung der Schweißsekretion festgestellt werden.

AlCl3 * 6 H2O (Aluminiumchlorid-Hexahydrat)

Bei dem Hexahydrat des Aluminiumchlorids handelt es sich um das am stärksten wirkende metallische Antitranspirant zur Reduzierung der Schweißsekretion in lokaler Anwendung. Die Effektivität der Anwendung einer Aluminiumchloridhexahydrat-Lösung als Schweißhemmer wurde bereits 1916 von Stilians dokumentiert und als Therapieform in die Dermatologie eingeführt. Bis heute findet diese Substanz die größte Verbreitung im Kampf gegen den Schweiß. Neben der dermatologischen Funktion als Schweißblocker findet die Hexahydratlösung aufgrund ihrer stark adstringierenden Wirkung

---

[23] Food and Drug Administration, US-amerikanische Behörde für Lebensmittel- und Arzneimittelsicherheit.

auch in der Textil- und Seifenindustrie Verwendung, wo es u. a. der Herstellung antiseptischer Mittel dient. Auch wird diese Lösung bei leichten Entzündungen des Rachenraumes zum Gurgeln rezeptiert.

Al2(OH)5CL (Aluminiumhydroxychlorid)

Eine neutralisierte Form der Lösung, das Aluminiumhydroxychlorid[24], kommt dagegen überwiegend in der kosmetischen Produktion zum Einsatz, da es hautverträglicher ist und eine geringere Auswirkung auf Textilien zeigt. Dafür ist die schweißhemmende Wirkung aber auch weniger effektiv als beim Hexahydrat.

Al4Zr(OH)12Cl4 (Aluminium-Zirkonium-tetrachloro-Glycin-Komplex)

Aluminium-Zirkonium ist besonders in den USA, Kanada und Australien sehr gebräuchlich und kommt dort bevorzugt in Antitranspiranten zum Einsatz. Demgegenüber wird im europäischen Raum vornehmlich Aluminiumchlorid verarbeitet. ZAG darf (im europäischen Raum) nicht in Aerosolprodukten verarbeitet werden, was vor dem Hintergrund der Beliebtheit dieser Applikationsform die Verbreitung des Wirkstoffes begrenzt.

Die Wirkung des Aluminium-Zirkonium-Komplexes wird als effektiver beschrieben als die des ACH, da er tiefer in die Drüsenausführungsgänge penetriert, wodurch die Schweißhemmung andauernder ist. Zudem soll die schweißblockende Pfropfbildung unlöslicher und daher ebenfalls länger sein. Gegenüber dem Aluminiumchlorid-Hexahydrat ergibt sich keine nachgewiesene höhere Effektivität.

---

[24] Wird auch als Aluminiumchlorohydrat oder ACH bezeichnet.

4.3 Wirkweise von Antiranspiranten

Die Diskussion zu den möglichen Nebenwirkungen von Aluminiumsalzen bei externer Anwendung führt bei Betroffenen zu Verunsicherung. Daher wird die Funktion des Wirkstoffes erläutert. Der Anwender sollte sich dessen bewusst sein, welche Prozesse beim Auftragen eines Antitranspirants ablaufen und den Gebrauch nach Abwägung der Vor- und Nachteile vornehmen.

Aluminiumchlorid als Wirkstoff in dermatologischen und kosmetischen Antitranspiranten ist nur dann wirksam, wenn es zumindest die äußerste Schicht der Haut penetrieren kann. Die Wirksamkeit topisch applizierter Substanzen ist jedoch beschränkt, da der Transport in die Haut nur langsam und gegen den Widerstand der äußersten Hautschicht, des Stratum corneum, erfolgt. Das Stratum corneum ist die oberste Schicht der Epidermis. Es besteht aus verhornten Hautzellen, im Wesentlichen aus Keratin, einem Protein, das die wirksame Außenbarriere der Haut darstellt. Keratin verhindert u. a. die Verdunstung von Wasser. Die Dicke der Hornzellschicht ist von der mechanischen Beanspruchung der Haut abhängig. Sie kann je nach Region zwischen 12 und 200 Zellschichten stark sein. An den Hand- und Fußsohlen findet sich die dickste Hornzellschicht.

Der Wirkstoff von antitranspirativ eingesetzten Metallverbindungen passiert über die Schweißdrüsen die Hautbarriere. Man spricht dabei von dem sogenannten transglandulären Weg. Dieser Weg scheint vor allem für die Penetration von Ionen und großen polaren Molekülen von Bedeutung, da diese sonst kaum durch die oberste Hautschicht eindringen können.

Früher ging man davon aus, dass die antitranspirative Wirkung in Form des Zusammenziehens der Schweißkanäle durch die saure Reaktion der Aluminiumsalze ausgelöst und damit eine Verringerung des Schweißausflusses einherging. Ferner gab es die Theorie, dass der Schweißstrom durch ein elektrisches Spannungsgefälle entlang des Schweißkanals gestört wurde. Diese Beschreibungen sind jedoch längst obsolet. Die Wirkung eines Antitranspirants beruht faktisch auf dem Prinzip der Verstopfung der Schweißdrüsenkanäle.

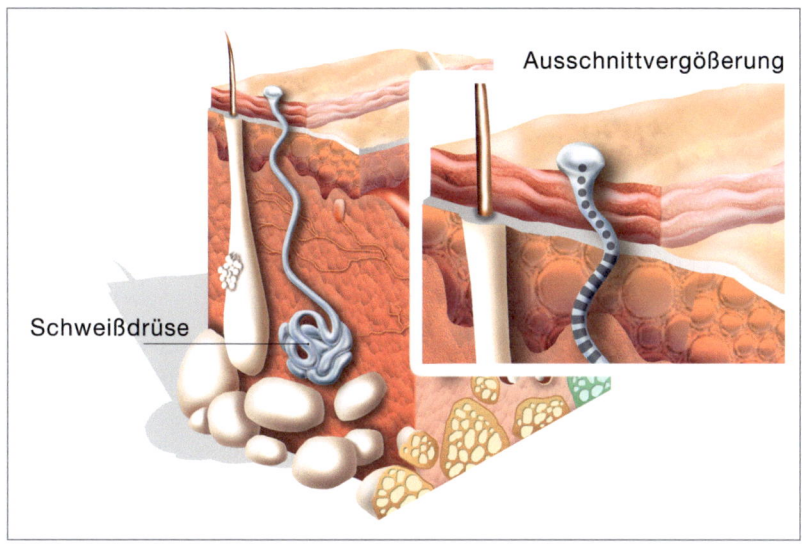

Ausschnittvergößerung

Schweißdrüse

Schematische Darstellung der Unterdrückung des Schweißflusses durch Metallsalz-Lösungen. In der Epidermis kommt es zur Bildung von Komplexen, die als Niederschlag oder Fällung (Präzipitat) den Ausführungsgang ausfüllen und einen festhaftenden Pfropf bilden (schraffierter Teil).

Bei Nutzung eines Antitranspirants dringt die Metallsalzlösung in den oberen Teil des Ausführungsgangs der ekkrinen Schweißdrüse. Die Bestandteile bilden mit den Schleimstoffen (Mucopolysaccharide) der Drüsenwand, der inneren Auskleidung eines Schweißdrüsenausführungsganges, und deren oberster Zellschicht schwerlösliche anhaftende Niederschläge. Ferner erfolgt eine toxische Schädigung der wandständigen Zellen des Drüsenausführungsganges, so dass sich ein Komplex aus Metall-Ionen mit Eiweißen sowie den Zellwandstoffen bildet, der sich im oberen Ausführungsgang niederlegt. Im Zuge dieser Beschreibung stößt man sicher auf den negativen Begriff der toxischen Schädigung der Schweißdrüsenausführungsgänge. Dieser Mechanismus hat jedoch bewiesenermaßen keine negativen Auswirkungen, im Gegenteil, es kommt sogar zur körperlichen Regeneration durch natürliches Abstoßen des Komplexes. Der Prozess der Ausfällung vollzieht sich in der obersten Hautschicht, der Epidermis. Die Abscheidung wird als Niederschlag oder Präzipitat bezeichnet.

Im Ausführungsgang bildet sich eine fest haftende Zellballung, die den weiteren Durchfluss des Schweißes auf die Hautoberfläche größtenteils behindert. Der Ausführungsgang wird verstopft, die Schweißsekretion wird bis zu einem hohen prozentualen Teil in Abhängigkeit von unterschiedlichen individuellen (Grad des Schwitzens) und objektiven Faktoren (Konzentration des Adstrigents) reduziert. Die vorübergehende Verschließung der Ausführungsgänge wird im Zuge der Verhornung sukzessive wieder abgebaut. Durch diese Erneuerung der Ausführungsgänge wird die normale Funktion der Schweißdrüse regeneriert.

Die Wirkstoffe des Antitranspirants setzen funktionell nur in der Hornschicht der Oberhaut an. Es werden weder die Hautatmung, noch die Wasserdampfabgabe durch die Haut infolge der Anwendung manipuliert.

4.4 Rezeptfreie Selbstmedikation

Gerade die Einfachheit der Anwendung von Antitranspiranten motiviert viele Betroffene zur Selbstmedikation, einer Therapie der Symptome ohne ärztliche Beratung. Dies ist bei der Auswahl eines der vielen kommerziellen Fertigprodukte auch durchaus legitim, so weit es sich um Kosmetika handelt. Diese Handelsprodukte sind einer strengen Qualitätskontrolle unterworfen, in jeder Drogerie oder Apotheke, direkt vom Händler oder in Internetshops erhältlich und gelten für diese Vertriebswege als sicher. Um solche Substanzen zu verwenden und deren Wirkung zu testen, ist der Gang zum Arzt oder Fachmediziner nicht erforderlich, was viele Betroffene begrüßen. Die als Kosmetika geltenden Antitranspirante verfügen oftmals über die gleichen Wirkmechanismen und analoge Wirkstoffzusammensetzungen wie medizinische Antitranspirante.

Die dermatologischen Individualrezepturen des Aluminiumchlorid-Hexahydrats (gemäß den Vorgaben des NFR) zählen zu den apothekenpflichtigen Arzneimitteln. Die eingedeutschte Bezeichnung OTC-Arzneimitteln (over-the-counter drugs) charakterisiert sie als rezeptfreie Medikamente. Von den Aluminiumsalzen ist nur das Aluminiumacetat-tartrat (Essigsaure Tonerde) durch Rechtsverordnung von der Apothekenpflicht befreit und kann als sogenanntes „freiverkäufliches" Medikament angeboten werden. Die im Deutschen Arzneibuch beschriebene Aluminiumacetat-tartrat-Lösung wirkt zwar adstringierend, ist aber kein probates Antihidrotikum. Weitere apothekenpflichtige Antihidrotika sind Fertigarzneimittel mit Salbei-Auszügen zur Einnahme sowie Lokaltherapeutika mit Methenamin (einem Formaldehyd-Abspalter) oder mit synthetischem Gerbstoff.

Nach dem deutschen Arzneimittelgesetz werden Medikamente nur dann der Verschreibungspflicht unterstellt, wenn sie wegen schwerwiegender oder nicht sicher bekannter Risiken nicht ohne ärztliche Überwachung angewendet werden sollen. Dies ist z. B. bei Präparaten zur Einnahme mit den anticholinergen Wirkstoffen Bornaprin und Methantheliniumbromid der Fall.

Die Aluminiumchlorid-Hexahydrat-Lösungen sind zwar rezeptfrei erhältlich, allerdings verlangt die Selbstmedikation mit diesen Rezepturen zumindest eine Fachberatung durch den Apotheker. Wichtige Behandlungshinweise können nur durch fachkompetentes Personal vermittelt werden. Obwohl rezept- und verordnungsfrei erhältlich, sollte man auf jeden Fall eine Fachberatung in Anspruch nehmen oder die Anwendung von Aluminiumchlorid-Hexahydrat zumindest vorübergehend ärztlich begleiten lassen.

Dies gilt gerade auch in Bezug auf die doch häufiger auftretenden Nebenwirkungen bei den als aggressiver wirkend beschriebenen Lösungsrezepturen. Der Idealfall wäre natürlich die Behandlungsbegleitung durch einen Dermatologen, der mit der Zusammensetzung der Lösung sowie den verschiedenen Wirkstoff-Parametern vertraut ist. Allerdings werden lediglich 1-5 % der an Hyperhidrose leidenden Patienten von Dermatologen betreut. Auch die Information über Wirkweise und Anwendung direkt beim Hersteller der Präparate kann sich lohnen.

Je nach zugrunde liegendem Schweregrad des Schwitzens kann bei leichten Formen der Weg der Selbstmedikation mit einer Individualrezeptur durchaus gefahrlos unternommen werden. Ist die Intensität des Schwitzens aber stark bis krankhaft, so sollte man auf jeden Fall ärztlichen Beistand aufsuchen, um die Therapie zu kontrollieren.

Exkurs I: Antitranspirante – Kosmetik oder Medizin

Der Unterschied zwischen einem kosmetischen Mittel, einem Arzneimittel oder einem Medizinprodukt ist von der stofflichen Beschaffenheit oft nicht sehr groß, jedoch wegen der sehr unterschiedlichen rechtlichen Anforderungen bedeutsam.[25] Zum Teil entscheidet die vom Hersteller ausgelobte bestimmungsgemäße Verwendung des Produkts über dessen Einordnung. So existieren verschiedene Arten von gesetzlichen Bestimmungen für die Produktformen.

Kosmetika sind Mittel zur Körper- und Schönheitspflege bzw. zur Erhaltung, Wiederherstellung oder gar Verbesserung der Schönheit des menschlichen Körpers. Sie sind auf Attraktivität und ein gepflegten Erscheinungsbildes ausgerichtet. Generell soll Kosmetik nicht nur verschönernd wirken, sondern mindestens im gleichen Umfang zur Steigerung des Lebensgefühls beitragen.

Dagegen handelt es sich bei den Arzneimitteln um Medikamente, die für den Einsatz in Diagnose und Therapie bestimmt sind. Sie dienen der Heilung, Linderung, Behandlung oder Vorbeugung von Krankheiten, die Auswirkungen auf die Struktur oder die Funktion des menschlichen Körpers haben. Umgangssprachlich werden die Begriffe Arzneimittel und Medikament häufig synonym verwendet.

---

[25] Vgl. Kosmetik-Verordnung (KosmetikV) nach dem Lebensmittel-, Bedarfsgegenstände- und Futtermittelgesetzbuch (LFGB), Arzneimittelgesetz (AMG), Medizinprodukte-Gesetz (MPG).

Die fertig gerichteten und verkäuflichen Medikamente sind in verschiedenen *Verzeichnissen von Arzneimitteln* entweder nach Namen, Wirkstoffen oder Diagnosegruppen gelistet (z. B. Rote Liste). Der Apotheker informiert den Patienten über Details der Anwendung im Sinne des Arztes und klärt über die Zusammensetzung und Wirkungsweise der Wirkstoffe auf.

Die Abgrenzung der Arzneimittel von den Nicht-Arzneimitteln ist deshalb für den Gesundheits- und Verbraucherschutz bedeutsam. Der Gesetzgeber hat erhebliche Hürden für die Zulassung von Arzneimitteln aufgestellt: Ein Fertigarzneimittel darf erst nach einem aufwändigen und kostenintensiven Zulassungsverfahren auf den Markt gebracht werden, und auch der Herstellungsbetrieb unterliegt einer strengen Überwachung. Eine Einordnung als Arzneimittel orientiert sich an der Verträglichkeit, der Frage des Auftretens möglicher Nebenwirkungen, der physiologischen Wirksamkeit, die wahrheitsgemäß sein muss und nicht überbetont sein darf, und eben der Zweckbestimmung des Produktes.

In Apotheken nach individuellen Verschreibungen des Arztes hergestellte Arzneimittel folgen im Regelfall anerkannten Rezepturvorschriften, z. B. dem Neuen Rezeptur-Formularium (NRF). Die Rezeptur der Aluminiumchlorid-Hexahydrat-Lösung des Formulariums gilt als klassisches Arzneimittel bei Indikation des lokalen Schwitzens. Rechtsgrundlage für die Eigenherstellung in Apotheken ist die Apothekenbetriebsordnung, die auch Vorschriften zur Kennzeichnung enthält.

Auch Kosmetika unterliegen einer strengen Überwachung. Das Hauptanliegen der amtlichen Kosmetiküberwachung besteht darin, den Verbraucher vor gesundheitlichen Risiken zu schützen. Kosmetika dürfen bei üblicher Anwendung, abgesehen von dem individuellen Risiko vereinzelter allergischer Reaktionen, praktisch keinerlei Nebenwirkungen zeigen.

Der Hersteller des kosmetischen Produktes hat für die amtliche Überwachung bestimmte Unterlagen bereit zu halten. Die Dokumentationspflicht des Herstellers umfasst u. a. folgende Angaben: Zusammensetzung des kosmetischen Produktes, Belege der Herstellung des Produktes nach den Grundsätzen der guten Herstellungspraxis, Nachweis der Wirkung des kosmetischen Produktes, sofern im Verkehr oder in der Werbung darauf hingewiesen wird, dass die Wirkung auf einer besonderen Beschaffenheit beruht. Des Weiteren ist auch zu dokumentieren, dass eine Bewertung der Sicherheit des kosmetischen Mittels für die menschliche Gesundheit erfolgt ist.

Nun gibt es aber auch eine Vielzahl an Produkten, bei denen die rechtliche Einordnung auf den ersten Blick schwierig ist. Sie sind sowohl Kosmetika als auch Medikament. Dies ist dann der Fall, wenn ein Produkt über verschiedene Verwendungszwecke verfügt, wie z. B. ein Antitranspirant. Einerseits dient es als Kosmetikprodukt der Ästhetik, andererseits greift es regulierend in einen körperlichen Prozess ein, wenn auch nicht sehr tief. Die Schweißproduktion wird verändert. Insofern gelten manche Antitranspirante als Arznei.

Alle Produkte müssen grundsätzlich im Einklang mit den Anforderungen der Produktgruppe stehen, entweder für Kosmetika oder für Medikamente. Landesspezifische, aber durch EU-Recht harmonisierte Gesetze, Verordnungen und Richtlinien befassen sich mit der Kategorisierung und Zulassung der Produkte. Es kommt somit auf die Bestimmung des Produktes sowie die Verkehrsauffassung des Verbrauchers an. Kosmetika dürfen z. B. nicht überwiegend der Zweckbestimmung folgen, Krankheiten, Leiden, Körperschäden oder krankhafte Beschwerden zu lindern oder zu beseitigen.

Der Begriff „Dermatologische Kosmetik" beschreibt das Zusammenrücken der Disziplinen Dermatologie und Kosmetik. Während sich die Dermatologie mit Hautkrankheiten und -störungen befasst, wozu auch das Phänomen der übermäßigen Schweißabsonderung gehört, umschreibt die Kosmetik bekanntlich Maßnahmen der Hautpflege.

Der Grad zwischen den beiden Produktgruppen wird immer fließender, so dass sich hier aus Sicht des mit den Details nicht vertrauten Verbrauchers bereits eine Grauzone etabliert hat. Durch eine fortwährende Kooperation von Medizin und Dermatologie, ganz im Sinne des Verbrauchers, schmilzt die einstige Trennung weiter dahin.

Ein antitranspirant wirkendes Fertigprodukt zählt eigentlich zur dermatologischen Kosmetik, da es eine gute Hautverträglichkeit und Pflegeeigenschaften verspricht. Die Beigabe individuell wirkender kosmetischer Wirkstoffe trägt zur Verbesserung des Hautzustandes bei, wovon gerade hautgestörte Betroffene profitieren.

Industrielle Fertig-Antitranspirante nähern sich zunehmend den Lokaltherapeutika, teilweise werden sie auch dieser therapeutischen Gruppe zugeschlagen, obwohl es sich bei ihnen rechtlich um kosmetische Produkte handelt.

Die Abgrenzung zu den klassischen Arzneimitteln wird immer schwieriger. Weltweit ist eine deutliche Hinwendung der Kosmetikindustrie zur Entwicklung von „arzneilich" wirkenden Kosmetika wie auch zu „kosmetisch" ausgerichteten Arzneimitteln festzustellen.

Bestimmte Wirkstoffe erlauben es, dass in manchen klinisch-dermatologischen Bereichen Kosmetika auch vom Dermatologen als topische Therapeutika eingesetzt werden. Hierzu gehört auch das schweißhemmende Aluminiumchlorid. Obwohl keine Arzneimittelzulassung im eigentlichen Sinne vorliegt, bekommt man sogar industriell gefertigte Antitranspirante auf Empfehlung von Ärzten und Dermatologen.

Seit den 1960er Jahren wird in den USA versucht, eine weitere Produktgruppe zu etablieren, die der Cosmeceuticals, begrifflich aus den Worten Cosemetics und pharmaceuticals abgeleitet. Diese Gruppe beschreibt exakt die oben dargestellte Gratwanderung zwischen Kosmetik und Medizin. Mit der Bezeichnung Cosmeceuticals wurde in der dermatologischen Kosmetik ein neuer Begriff kreiert. Dieser umschreibt eine Produktgruppe, die aufgrund ihrer hohen Verträglichkeit und nachgewiesenen Wirksamkeit, den positiven Anwendungseffekten auf Haut und Hautanhanggebilde, wie z. B. die Schweißdrüsen, geprägt sein soll. Es handelt sich aber beim Begriff Cosmeceutical um reine „Werbelyrik".

In der Europäischen Union (EU) gibt es keine Rechtsgrundlage für diese Produktgruppe. Hier werden Cosmeceuticals zu den kosmetischen Mitteln gezählt. Eine rechtliche Grauzone zwischen Kosmetik und Pharmazie gibt es also bei uns nicht. Neu ist allerdings, dass entgegen früherer Definition auch in der EU kosmetische Mittel über Wirksamkeit verfügen dürfen. Die Wirkmechanismen der Rohstoffe sind bekannt, und bei kosmetischen Mitteln werden an den Wirkungsnachweis keine so strengen Forderungen gestellt wie bei den Arzneimitteln. Voraussetzung ist, dass bei einem wirkstoffhaltigen Präparat die kosmetische Eigenschaft und der Anwendungszweck als Kosmetika die rechtliche Basis bleibt. Der Anspruch der „Cosmeceuticals" ist, medizinische und kosmetische Forschung zu vereinen. Genau dies trifft auf den Wirkstoff Aluminiumchlorid in kosmetischen Antitranspiranten zu.

Globale Regularien – Übersicht Antitranspirante

- United States - OTC Drugs oder cosemtic drugs
- Europe - Cosmetic Products
- Japan - Quasi Drugs
- Australia - Exempt Therapeutic Goods

4.5 Antitranspirant und Hauttyp

Zum weiteren Verständnis und vor dem Hintergrund der Frage nach Hautirritationen bei der Anwendung von Antitranspiranten ist ein kurzer dermatologischer Überblick über den Aufbau der Haut und eine Klassifizierung der verschiedenen Hauttypen erforderlich.

Bei der Anwendung externer Mittel zur Behandlung übermäßigen Schwitzens ist die Frage, welchem Hauttyp ein Betroffener zuzuordnen ist, von entscheidender Bedeutung. Dies gilt vor allem hinsichtlich der Wirksamkeit der Produkte wie auch der Frage nach möglichen Nebenwirkungen. Gerade die Wirkstoffe sind es, die bei empfindlichen Hauttypen durchaus als sogenannte Irritantien Störungen der Hautbeschaffenheit hervorrufen können. Dies gilt umso mehr, da Antitranspirante ihre lokale Wirksamkeit subkutan, unterhalb der Hautoberfläche entfalten. Unerwartete Reaktionen können auftreten, müssen dies aber nicht zwangsweise.

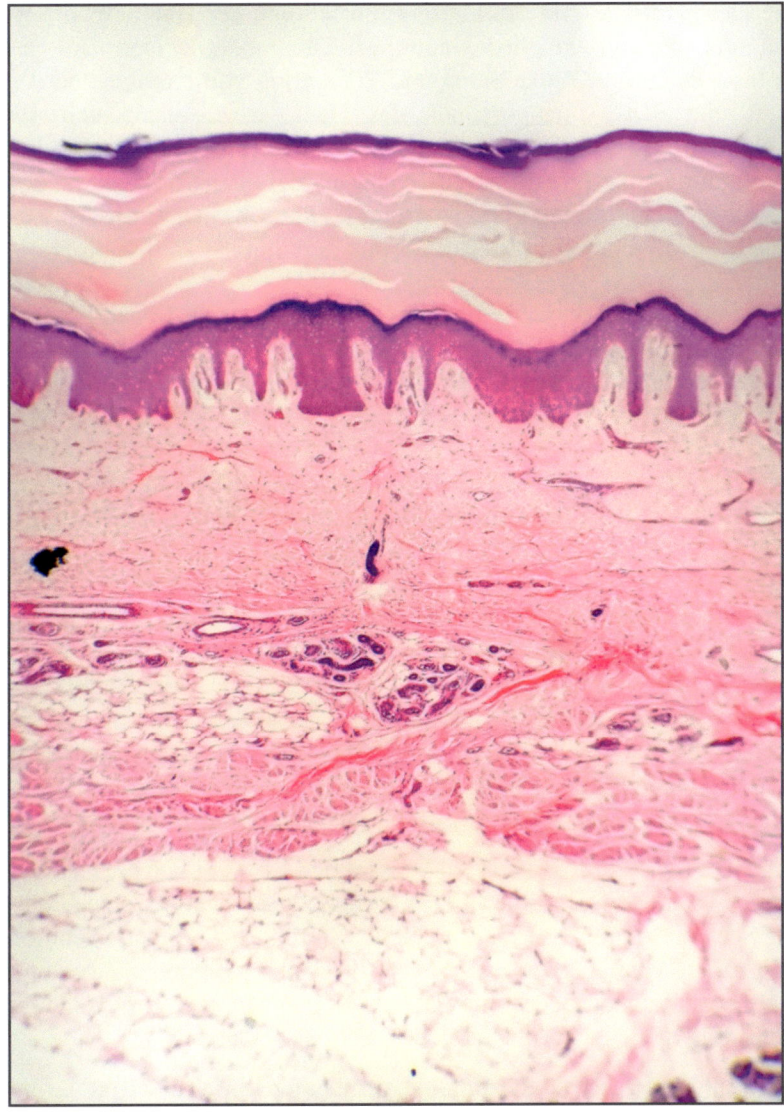

**Elektronenmikroskopische Darstellung der Hautschichten (Oberhaut, Leder-
haut, Unterhaut) mit ekkriner Schweißdrüse**

Die Dermatologie gibt Aufklärung hinsichtlich der Hautbeschaffenheit und des individuellen Hauttypus. Die moderne Dermatologie umfasst Diagnose, Behandlung und Prävention von Krankheiten der Haut und den Anhangorganen der Haut, wozu eben auch die Schweißdrüsen gehören. Den meisten Hautkrankheiten liegt eine Entzündung, eine Infektion, eine Allergie oder eine Überreaktion des Abwehrsystems des Körpers zugrunde. Heute hat auch die ästhetische Medizin einen Einfluss auf die Ausrichtung der Dermatologie.

Die Haut ist flächenmäßig das größte und schwerste Organ unseres Körpers: Sie misst im Durchschnitt 2 m²! und wiegt bis zu 10 kg. Als Hüllorgan dient sie der Abgrenzung zwischen dem Körperinneren und der Umwelt. Sie ist zugleich Grenz-, Kontakt- und Schutzorgan zur Außenwelt. Die Haut gliedert sich in die drei Hauptschichten Oberhaut *(Epidermis)*, Lederhaut (*Dermis* oder *Corium*) und Unterhaut *(Subcutis)*. Sie hat eine Vielzahl unterschiedlicher Aufgaben. Zu den wichtigsten gehört der Schutz des Körpers vor Wasserverlust sowie vor mechanischen, chemischen, mikrobiellen und physikalischen Einflüssen. Diese Schutzfunktion wird durch die äußerste Schicht der Haut, die Epidermis, ausgeübt. Obwohl die Dicke der Haut im Durchschnitt nur 0,1 mm beträgt (von 0,02 mm im Gesicht bis zu 5 mm an den Fußsohlen), wird sie durch ihren speziellen Aufbau zu dieser Schutzfunktion befähigt. Von den insgesamt fünf Schichten der Epidermis ist es vor allem die äußerste, die Hornschicht (Stratum corneum), die die Permeabilitätsbarriere bildet.

Die Haut verrät durch ihre Konstitution den Zustand von Gesundheit oder Krankheiten. Darüber hinaus wird sie gern auch als Spiegelbild der Seele beschrieben. Hautkrankheiten sind äußerlich meist deutlich sichtbar, so dass eine zusätzliche psychosoziale Komponente besteht, die ja gerade auch beim übermäßigen Schwitzen sehr zum Nachteil Betroffener ist.

Schweißdrüsen als sogenannte Hautanhanggebilde sind mit ihrem Ursprung in der unteren Lederhaut lokalisiert. Dort erstreckt sich das Drüsenknäuel der ekkrinen Schweißdrüse über die Epidermis bis hin zur Hautoberfläche und mündet in der Schweißpore, die das Sekret auf die Haut spült.

Die Kenntnis der individuellen Eigenschaften der Haut ist nicht nur für Betroffene von hoher Wichtigkeit. Gerade auch die Produzenten industrieller Antitranspirante sind sehr darauf bedacht, geeignete, nebenwirkungsarme Schwitzhemmer und somit eine adäquate Lokaltherapie für die unterschiedlichen Formen lokalen Schwitzens auswählen zu können. Dies wird im Produktionsprozess sowohl bei der Auswahl innovativer Applikationsformen, der Konzentration des Wirkstoffes, der Zusatzstoffe und der Frage des lokalen Einsatzes der Mittel berücksichtigt. Die Wirkung eines spezifisch hergestellten Antitranspirants zur Anwendung an Füßen und Händen kann nicht zur Anwendung auf Stirn oder im Achselbereich übertragen werden. Hier gilt es, individuelle Gegebenheiten und auch die Beschaffenheit der Haut, die im Achselbereich wesentlich sensibler ist als z. B. in den Handinnenflächen oder an den Fußsohlen, zu berücksichtigen. Auch die Anwendungsform ist hier ausschlaggebend, so kann mit einem Roll-On-Stift ein Antitranspirant im Achselbereich naturgemäß effektiver aufgebracht und einmassiert werden als an den Händen, Füßen oder der Stirn. Hier kommt dann eher eine Lotion oder eine Creme in Betracht. Es gibt somit nicht *das* Mittel zum Einsatz für alle lokalen Formen des Schwitzens.

Zudem ist aus der Do-it-yourself-Anwendung mit Aluminiumchlorid-Lösung bekannt, dass die Konzentration für den Bereich Hände und Füße eine höhere sein sollte als im hautsensiblen Bereich unter den Achseln.

Um unnötige Nebenwirkungen zu vermeiden, ist die Bestimmung des individuellen Hauttyps unumgänglich. Handelt es sich um eine trockene oder ölige Haut, eine gesunde Haut oder bestehen Hautkrankheiten, die eine Anwendung mit metallhaltigen Antitranspiranten komplizieren könnte. Der individuelle Hauttyp ist nicht starr und kann durch äußere und innere Faktoren durchaus Änderungen unterliegen. Zudem können verschiedene Hauttypen und Hauteigenschaften bei ein und derselben Person in unterschiedlichen Hautzonen vorhanden sein, so z. B. ölige Haut mit irritierten, trockenen Hautarealen.

Normale Haut, die sich häufig bei jungen Menschen findet, verfügt über eine glatte, rosige Oberflächenstruktur mit feinen Poren. Talgproduktion, Feuchtigkeitsgehalt, Verhornung und Abschuppung stehen miteinander im gesunden Gleichgewicht. Sie ist weder zu fett noch zu trocken und verursacht objektiv gesehen keinerlei Probleme. Dieser Hautzustand kann aber durch endogene und exogene Faktoren erheblich gestört werden.

Bei trockener Haut fehlt es an Fett und Feuchtigkeit in der Hornschicht, was zu Schuppung und Spannung führt. Dieser Hauttyp erscheint stumpf und spröde. Trockener Haut fehlt es häufig an Spannkraft, und es bilden sich verstärkt feine Linien und Fältchen. Bei stärkerer Ausprägung tritt Juckreiz auf und extrem trockene Haut ist durch Rissbildung gekennzeichnet. Hauttrockenheit kann genetisch vorbestimmt oder durch Faktoren wie Klima, Kosmetika und Medikamente ausgelöst sein. Da mit fortschreitendem Alter die Talgproduktion nachlässt, kann sie eine natürliche Folge des Alterungsprozesses darstellen.

Fettige Haut weist eine erhöhte Menge an Lipiden (Fetten) auf ihrer Oberfläche auf, was durch überaktive Talgdrüsen verursacht wird. Sie ist robust, häufig großporig, glänzt und neigt zu Mitessern und Hautunreinheiten. Fettige Haut tritt häufiger bei Männern als bei Frauen auf. Meist sieht man sie auch bei Jugendlichen und jüngeren Erwachsenen.

Mischhaut ist an einigen Stellen trocken und an anderen Körperarealen wiederum fettig. Im Gesicht neigt Mischhaut zu Trockenheit um die Augen herum und an den Wangen, während die Hautzonen um Nase, Kinn und Stirn ölig glänzt. Dabei benötigen trockene und fettige Areale unterschiedliche Pflegeprodukte. Dieser Hauttyp ist recht häufig.

Empfindliche Haut stellt ursprünglich keinen spezifischen Hauttyp dar, sondern ein Symptom, das durch verschiedene Faktoren verursacht sein kann. Patienten neigen dazu, ihre Haut als empfindlich zu bezeichnen, wenn sie auf die Anwendung von Pflegepräparaten häufig mit Rötung, Juckreiz, Brennen und Trockenheit reagiert. Ursachen hierfür können eine zugrunde liegende Hauterkrankung, Allergien, Reizung durch Pflegeinhaltsstoffe oder eine unsachgemäße, nicht auf den Hauttyp abgestimmte Hautpflege sein. Meist ist das Gesicht betroffen.

Reife Haut tritt mit zunehmendem Alter auf. Die Talgproduktion lässt nach, was häufig zu vermehrter Hauttrockenheit, einer Betonung feiner Linien und Falten sowie Schuppung führt. Die Haut kann matt wirken, jucken oder brennen. Bei Frauen führen hormonelle Umstellungen in der Menopause zu Änderungen. Nach der Menopause wird die Haut dünner und kann empfindlicher auf Sonneneinwirkung und klimatische Änderungen reagieren. Ein weiteres Problem bei Männern und Frauen stellt die Hyperpigmentierung (Altersflecken etc.) dar, vor allem bei Menschen mit langjähriger Sonnenexposition. Die altersbedingten Hautveränderungen treten individuell unterschiedlich und nicht ab einem bestimmten Lebensjahr auf. Daher können bei Personen der gleichen Altersgruppe je nach Hauttyp unterschiedliche Pflegeprodukte notwendig sein.

4.6 Individualrezepturen

Nach wie vor werden in Apotheken auch noch Arzneimittel nach individuellen Verschreibungen des Arztes hergestellt, man spricht von Individual- oder Magistralrezepturen. Auch die Aluminiumchlorid-Hexahydrat-Lösung mit ihrer Indikation gegen übermäßiges lokales Schwitzen gilt als klassisches dermatologisches Rezeptur-Arzneimittel. Der Arzt legt im Regelfall der Verordnung eine anerkannte Rezepturvorschrift wie die des Neuen Rezeptur Formularium (NRF) zugrunde. Derartige Rezepturen eröffnen ein breites Spektrum für individuelle Behandlungsansätze in der Dermatotherapie. Der Vorteil der Lösungsrezepturen mit Aluminiumchlorid-Hexahydrat liegt hauptsächlich in der Möglichkeit, auf die speziellen Bedürfnisse von Patienten einzugehen, was durch Dosierungs- und Konzentrationsvarianten des Wirkstoffes, durch Kombinationen mit oder den

Verzicht auf Konservierungsmittel erfolgt. Durch eine individuelle Rezeptur kann eine optimale Behandlung des Patienten erfolgen.

Die Lokalbehandlung der Hyperhidrose mit Aluminiumchlorid-Rezepturen kann und soll der Betroffene aktiv mitgestalten. Voraussetzung sind gute Informationen und die richtige Einschätzung der beabsichtigten antihidrotischen Wirkung und der unerwünschten Nebenwirkungen. Aluminium-Salze in hoher Konzentration und mit stark saurer Reaktion sind besonders wirksam, können aber empfindliche Haut irritieren, besonders dann, wenn sie bei der Auftragung nicht trocken ist. Umgekehrt wirken gut verträgliche Lösungen nachweislich schwächer. Wenn man weiß, dass die Nebenwirkungen nur lokal auftreten und nach dem Abwaschen des gut wasserlöslichen Salzes meist rasch verschwinden, lassen sich die Grenzen bis zum Auftreten unangenehmer Nebenwirkungen ausloten und die Intensität der Behandlung leicht individuell steuern. Abspülen mit Wasser ist auch die Vorgabe nach der nächtlichen Einwirkung und es ist die wichtigste Sofortmaßnahme, falls das aggressive Aluminiumchlorid doch einmal versehentlich ins Auge verschmiert oder verspritzt würde. Vorsicht bei der Anwendung solcher Präparate ist immer geboten, ebenso die Aufbewahrung außerhalb der Reichweite von Kindern.

Apotheker Dr. rer. nat. Holger Reimann
Leiter des Pharmazeutischen Laboratoriums des NRF

Zum Rezepturprozess zählt die Verordnung, Herstellung und das Inverkehrbringen von Hautarzneien, die unter der Verantwortung eines Apothekers im Bedarfsfall hergestellt werden. Derartige Rezepturen haben sich durch Erfahrung, wissenschaftliche Untersuchung und Forschung bewährt und werden in vielen Publikationen empfohlen.

Ein optimales Qualitätsmanagement für diese Arzneimittel gilt als Maß aller Dinge. Neben Ärzten und Apothekern sind hier deren Berufsverbände sowie die Grundstoffhersteller beteiligt. Zu den wesentlichen Qualitätsvorgaben für Arzneimittel gehören die an der pharmazeutischen Praxis orientierte Zubereitung in der Apotheke sowie das verlässliche Vorhandensein der Ausgangsstoffe in der erforderlichen Qualität.

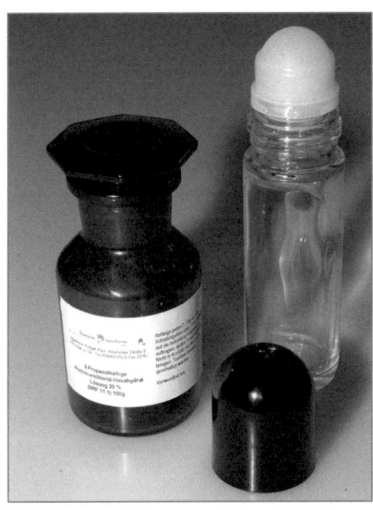

Diese werden von leistungsfähigen Anbietern hergestellt, analysiert und abgefüllt und sind in bedarfsgerechten Mengen einschließlich der notwendigen chargenbezogenen Qualitätsdokumentation in jeder Apotheke verfügbar.

Gängige Applikationsformen der Individualrezepturen, Glas-Deo-Roller für Gelzubereitungen und Weithalsglas für Lösungen

Mittlerweile gibt es ein reichhaltiges Angebot an industriell gefertigten Antitranspiranten. Diese Fertigprodukte aus der pharmazeutischen und kosmetischen Industrie sind hinsichtlich ihrer professionellen Aufmachung und Qualität den klassischen Rezepturen mit gleichen Wirkstoffen überlegen. Trotzdem gilt die dermatologische Rezeptur aus Sicht vieler Mediziner nach wie vor als unverzichtbarer Bestandteil der externen Therapie der lokalen Hyperhidrosis, da sie explizit im Therapieplan übermäßigen Schwitzens aufgeführt ist. Ihre wissenschaftlich belegten Erfolge gelten mittlerweile aber auch für viele Fertigprodukte.

Eine in der Apotheke gemischte Lösung auf Rezeptbasis muss ebenso wie ein Fertigarzneimittel den Qualitätsansprüchen im Hinblick auf Wirksamkeit und Unbedenklichkeit erfüllen. Sollte das Rezept ärztlich verordnet worden sein, so muss es der Verschreibung entsprechen. Der Apotheker muss dieses Qualitätskonzept bei Herstellung und Abgabe der Rezeptur unterstützen, insbesondere unter Beachtung von Qualität und Unbedenklichkeit der Bestandteile bei der betreffenden Anwendungsart, Verträglichkeit, Zubereitungsmerkmale, Hygiene, ausreichender Konservierung, Haltbarkeit, Kennzeichnung, Applizierbarkeit und Verpackung. Der Apotheker soll zudem die Einhaltung von Verhaltensregeln und Richtlinien der Patienten im Umgang mit der Arznei fördern. Gegebenenfalls sind Unklarheiten und Bedenken durch Arzt und Apotheker gemeinsam auszuräumen. Was die pharmazeutische Qualität und die Nutzen/Risiko-Bewertung betrifft, werden Ärzte und Apotheker ihrer Verantwortung gegenüber den Patienten bei dermatologischen Magistralrezepturen in besonderer Weise gerecht, wenn sie sich so weit wie möglich an aktuellen Prinzipien des NRF orientieren und diese in die berufliche Praxis umsetzen. Dies ist besonders bei der Behandlung des übermäßigen Schwitzens gefordert.

Bei der pharmazeutischen Qualitätssicherung von Arzneimitteln, kommt dem Neuen Rezeptur-Formularium (NRF) eine herausragende Bedeutung zu. Das NRF umfasst eine seit 1983 herausgegebene, jährlich aktualisierte und ergänzte Loseblattsammlung. Experimentell und redaktionell wird das NRF seit 1986 durch eine eigens damit betraute Arbeitsgruppe gepflegt. Das Pharmazeutische Laboratorium des NRF steht in Kontakt mit Behörden, Berufsverbänden, ärztlichen und pharmazeutischen Fachgesellschaften sowie nationalen Institutionen anderer Länder, die vergleichbare pharmazeutische Formelsammlungen bearbeiten. Heute enthält das NRF nicht nur Monographien für Rezepturen in den unterschiedlichsten Arzneiformen und für ein breites Spektrum von Anwendungsgebieten, sondern auch detaillierte Empfehlungen, die bei der Qualitätssicherung der Arzneimittelherstellung in der Apotheke beachtet werden sollen.

Im Zusammenhang mit der Pharmakotherapie, insbesondere der Lokalanwendung in der Dermatologie, besteht bei einzelnen Apothekern und Ärzten teilweise noch Informationsbedarf. Das NRF füllt diesen Bedarf mit Erläuterungen zur effektiven und standardisierten Arzneimittelzubereitung. Die Loseblattsammlung enthält Rezepturvorschriften mit genauer Zusammensetzung, Herstellungsanweisung sowie pharmazeutischen und medizinischen Hinweisen.

Nachfolgend sind die laut NRF häufigsten Rezepturen im Kampf gegen den Schweiß aufgeführt:

2-Propanolhaltige Aluminiumchlorid-Hexahydrat-Lösung 15 % / 20 % (NRF 11.1.)

Bestandteile/Konzentration:	15 %	20 %
Aluminiumchlorid-Hexahydrat	15,0 g	20,0 g
Gereinigtes Wasser	15,0 g	20,0 g
2-Propanol	70,0 g	60,0 g

Viskose Aluminiumchlorid-Hexahydrat-Lösung 15 % / 20 % (NRF 11.132.)

Bestandteile/Konzentration:	15 %	20 %
Aluminiumchlorid-Hexahydrat	15,0 g	20,0 g
Hydroxyethylcellulose 400	2,0 g	2,0 g
Gereinigtes Wasser	83,0 g	78,0 g

Hydrophiles Aluminiumchlorid-Hexahydrat-Gel 15 % / 20 % (NRF 11.24.)

Bestandteile/Konzentration:	15 %	20 %
Aluminiumchlorid-Hexahydrat	15,0 g	20,0 g
Hydroxyethylcellulose 400	5,0 g	5,0 g
Gereinigtes Wasser	80,0 g	75,0 g

4.7 Die Anwendungspraxis

Um eine hohe schweißhemmende Wirkung der Individualrezepturen zu erzielen, ist es erforderlich, die Anwendungsregeln einzuhalten. Dabei handelt es sich jedoch nicht um starre Vorgaben, sondern vielmehr um einen Rahmen. Art und Weise einer effektiven Anwendung ist abhängig von der Applikationsform, der Konzentration und nicht zuletzt des Hauttyps eines Betroffenen. Es macht z. B. viel aus, ob man eine Lösung oder ein Gel einsetzt.

Hinsichtlich des idealen Zeitpunktes der Anwendung ist anzuführen, dass sich dieser logischerweise aus dem aufgezeigten Wirkmechanismus der Lösungen ergibt. Nur wenn die Sekretion der Drüsen inaktiv ist, kann eine optimale Schweißhemmung provoziert werden. Denn dann kann das Mittel in die Drüsen eindringen. Gleich ist bei allen Anwendungsformen daher die Empfehlung, den Wirkstoff vor dem Schlafengehen aufzutragen. Die vorwiegend emotional stimulierten ekkrinen Schweißdrüsen sind zu dieser Zeit inaktiv.

Zu Therapiebeginn sollte die Anwendung drei bis fünf Mal die Woche erfolgen. Sollte sich eine annähernd befriedigende Sekretionshemmung eingestellt haben, so kann diese durch eine nur noch einmal wöchentliche Auftragung aufrechterhalten werden. Durch die Atrophie[26] des Drüsenepithels bildet sich die Hyperhidrosis im Verlauf von etwa zwei Jahren zurück. Weitere Behandlungen sind dann nur noch gelegentlich notwendig. Zur Behandlung sehr hautsensibler Zonen sollte die Konzentration wesentlich gemindert werden, um störende und schmerzhafte Irritationen zu vermeiden.

In keinem Fall sollte die Lösung, unabhängig ob flüssig oder als Gel angewendet, auf die bereits schwitzende Haut aufgebracht werden. Durch den Sekretionsfluss, etwa bei einer sportlichen Betätigung, würde der Wirkstoff sofort abgespült, der Wirkmechanismus würde nicht zum Einsatz kommen.

Im Falle der axillaren Verwendung würde eine Rasur der Achselhaare die Therapie unterstützen. Auch ein okklusiver Einsatz wirkt förderlich, etwa durch das Tragen von Einweghandschuhen oder das Bedecken der zu behandelnden Hautzone mit Folie an den Händen oder Füßen. Im Bereich der Achseln ist aufgrund der ohnehin schon anatomischen Gegebenheiten ein Verschluss nicht notwendig. Im intertriginösen Raum der Achselhöhlen sind natürlicherweise bereits

---

[26] Atrophie bedeutet Gewebsschwund.

okklusive Bedingungen vorhanden. Die okklusive Anwendung unter einer luft- und wasserdicht abschließenden Plastikfolie ist einer offenen Anwendung überlegen, allerdings in der Behandlungspraxis nicht immer bedingungsgemäß umsetzbar. Die Anwendungsintervalle im offenen Verfahren sollten dann verkürzt werden, um den gleichen sekretionshemmenden Effekt zu erhalten. In wissenschaftlichen Studien geht man davon aus, dass im geschlossenen Anwendungsverfahren ein tieferer Verschluss der Schweißdrüse erfolgt. Die Zeitspanne bis zur Abstoßung des Pfropfens ist länger bemessen, der Hemmungseffekt somit nachhaltiger.

Eine zusätzliche Wirkungsverstärkung kann durch ein Einmassieren des Antitranspirants erreicht werden. Nützliche Applikationsformen wie Roll-On-Stifte mit gelartigen Substanzen fördern diesen mechanischen Prozess. Allerdings zeigt sich auch dieser Verstärker, abgesehen eben von der Anwendung von Roll-On-Stiften im Achselbereich, als eher praxisfremd.

Ein Kontakt mit Augen und Schleimhäuten und mit Wäsche ist zu vermeiden. Aluminiumchlorid-Hexahydrat wirkt korrosiv und schädigt Metallteile und Textilien.

4.8 Behandlungsschema und Therapie-optimierung

Bei der Anwendung von Aluminiumchlorid-Lösungen gilt es, eine Vielzahl an Parametern zu beachten, die einen wesentlichen Einfluss auf die antihidrotische Wirkung sowie mögliche Nebenwirkungen haben. Die optimale Zusammensetzung und Konzentration der Lösung, die Applikationsweise und die Anwendungsintervalle sind mitentscheidend für den Behandlungserfolg. Werden diese Parameter verändert, so wird auch der Therapieeffekt in die eine oder andere Richtung beeinflusst.

In Bezug auf die Wirksamkeit einer Aluminiumchlorid-Lösung ist die alkoholische Lösung der wässrigen Lösung vorzuziehen, wie durch verschiedene Studien belegt werden konnte.

Die Anwendungsphasen – Initialphase und Erhaltungsphase

Von der Initialphase der Behandlung spricht man ab Beginn der Erstbehandlung bis zu dem Zeitpunkt, zu dem sich der antihidrotische Effekt manifestiert hat. Diese Phase ist individuell unterschiedlich lang, sie kann wenige Tage bis einige Wochen umfassen. Eine Vielzahl an Faktoren beeinflusst die Dauer der Initialphase.

Die Erhaltungsphase beginnt mit Eintritt des therapeutischen Erfolges. Von da an gilt es, den Normzustand zu stabilisieren. Auch diese Phase, in der Anwendungsfrequenz und -dauer im Vordergrund stehen, ist von individuellen Faktoren abhängig.

Anwendungsintervalle

Je höher der Schwere- und Ausprägungsgrad insbesondere des axillaren Schwitzens ist, desto kürzer sollten die Intervalle der Anwendungen sein. Nur durch eine häufigere Anwendung der Lösung kann hier im Gegensatz zu leichteren Formen des lokalen Schwitzens eine annähernd zufriedenstellende Sekretionshemmung erreicht werden.

Bei einer Langzeitanwendung ist die Applikation der Lösung mit zunehmender Anwendungszeit seltener erforderlich, um den erreichten antihidrotischen Wirksamkeitseffekt aufrecht zu erhalten. Beispielsweise wurde in Studien zur axillaren Anwendung der Aluminiumchlorid-Lösung im Rahmen einer zweijährigen Anwendung gezeigt, dass die gleiche Wirkung bei zweiwöchiger Applikation erzielt wird wie bei wesentlich kürzeren Applikationsintervallen, etwa in der Initialphase; sogar ein zeitlicher Abstand von bis zu ein bis zwei Monaten zwischen den Behandlungen führte zum gewünschten Erhaltungseffekt. Generell ist also feststellbar, dass mit zunehmender Anwendungsdauer die Intervalle individuell ausgeweitet werden können.

Die Grundlage der Lösung: Alkohol oder Wasser

In Bezug auf Aluminiumchlorid-Hexahydrat-Rezepturen stellte sich im Rahmen von Untersuchungen immer wieder die Frage, ob durch eine Änderung der Rezepturgrundlage signifikante Unterschiede in Wirkung und Verträglichkeit festzustellen sind. Bekanntlich werden die Lösungen auf Wasser- oder Alkoholbasis hergestellt. In der Literatur finden sich Hinweise auf die Abhängigkeit der antihidrotischen Aktivität von wässrigen Bestandteilen. Wässrige Zubereitungen zeigen eine geringfügige Wirksamkeitsverbesserung, was vermutlich mit der chemischen Struktur der Verbindung in Wasser im Zusammenhang steht. Objektivierbar ist diese Feststellung, die auf der subjektiven Einschätzung von Betroffenen beruht, nicht. Der Unterschied in der Wirksamkeit ist eher geringfügig.

Anders ist die Frage der Verträglichkeit zu behandeln. Die Lösung mit wässriger Grundlage geht mit einer Verstärkung von Nebenwirkungen einher. Bei gesunder Haut ist daher eher eine Lösung auf Alkoholbasis empfehlenswert, ein Umstieg auf eine andere Lösungsgrundlage in Abhängigkeit der Verträglichkeit der Substanz ist jederzeit möglich und sollte dann in Erwägung gezogen werden. Ist die Anwendung von einem unangenehmen Juckreiz[27] und dadurch provoziertes Kratzen der Haut begleitet, so sollten Konzentration und Grundlage der Lösung überdacht werden.

Konzentration der Lösung

Eine hohe Schweißhemmung wird erzielt durch große Mengen frei in der Lösung vorliegender Metall-Ionen. Durch eine Erhöhung der Konzentration sowie eine Herabsetzung des ph-Wertes der Lösung kann dies erreicht werden.

Die 15%ige und 20%ige Aluminiumchlorid-Lösung ist einer geringeren Konzentration in der Wirksamkeit deutlich überlegen. Geringere Konzentrationen, etwa 10%ig eignen sich jedoch hervorragend zur Behandlung einer isolierten Bromhidrosis, d. h. zur Therapie von axillarem Körpergeruch, der nicht oder nur wenig von Schweißfluss begleitet wird. Bei der lokalen Anwendung der Lösung gegen Achselschwitzen hat sich überraschend gezeigt, dass zwischen einer

---

[27] Medizinisch: Pruritus (lat. prurire = jucken).

15%igen und 20%igen Konzentration kaum signifikante Unterschiede bestehen. Der Therapieeffekt kann durch eine Konzentrationssteigerung zumindest bei axillarer Anwendung nicht wesentlich erhöht werden.

4.9 Entfernung der Körperbehaarung

In Zusammenhang mit dem Geruchsschwitzen sowie im Hinblick auf den Gebrauch von Antitranspiranten wird immer wieder die Frage nach dem therapeutischen Nutzen der Entfernung der Körperbehaarung, hier vornehmlich in den Achselhöhlen, diskutiert. Handelt es sich hierbei um eine bloß ästhetisch-hygienische Maßnahme, die überwiegend von Frauen in Anspruch genommen wird oder aber hat diese Vorgehensweise darüber hinaus einen tatsächlich und nachweislich unterstützenden Effekt der Antitranspirantwirkung?

Die Haarentfernung, die schon im Mittelalter aus hygienischen Gründen Anwendung fand, folgt in unseren modernen Kulturkreisen einem zunehmenden Schönheitstrend. Insbesondere Frauen folgen dieser von der Werbung kolportierten Tendenz zu Haarlosigkeit und glatter Babyhaut, vornehmlich im Achselbereich. Wer möchte schon gern als ungepflegt und unästhetisch wirken, so die assoziierten Werbebotschaften, wenn beim Tragen ärmelloser Bekleidungen die Achselhaare sichtbar hervorquellen.

Neben diesen ästhetischen Aspekten stellt sich im Zusammenhang mit störendem Achselschwitzen und Schweißgeruch die Frage, ob die Achselrasur günstige medizinische Auswirkungen haben kann. Grundsätzlich verfügt jeder Mensch über Achselhaare und viele Betroffene, die dort übermäßig schwitzen, befinden sich nach wie vor in dem irrigen Glauben, dass man mit Achselbehaarung mehr schwitzt. Einzig die geruchsbildenden Bakterien in dieser Behaarungszone lassen sich schwieriger entfernen, so dass behaarte Achseln zwar nicht häufiger, aber je nach individueller Veranlagung gründlicher gereinigt werden sollten als enthaarte Achseln.

Die Achselhöhlen bieten ein feuchtwarmes Milieu, in dem die Haare einen idealen Nährboden und optimale Bedingungen für die Bakterienbildung bieten. Unangenehmer Achselgeruch kann daher schneller entstehen und intensiver werden. Eine regelmäßige Achselhaarentfernung erscheint daher auch aus dermatologischer Sicht empfehlenswert, zumindest nicht schädlich, da die schweißzersetzenden Bakterien nach Entfernen der Achselbehaarung eine wesentlich geringere Angriffsfläche vorfinden. Durch die Haarentfernung wird dem Schweiß die Haftfähigkeit im Achselhaarbereich entzogen, die Haut lässt sich zudem besser reinigen und der für den Körpergeruch verantwortlichen bakteriellen Besiedlung wird entgegengewirkt. Zudem ist die Wirkung eines Antitranspirants bei rasierten Achselhöhlen weitaus effektiver.

Achselbehaarung entwickelt sich während der pubertären Phase, meist nach Ausbildung anderer Geschlechtsmerkmale. In dieser Phase beginnen die Schweißdrüsen einen eigenen Duftstoff zu produzieren und Schweiß abzusondern. Die Quantität der Schweißsekretion steht hier in keinerlei Zusammenhang mit der Dichte des axillaren Haarbewuchses oder der Länge der Achselhaare.

Die Achselhaare sind Teil der Körperbehaarung und werden als sekundäres Geschlechtsmerkmal beschrieben. Die Intensität und individuelle Ausprägung der Körperbehaarung ist geschlechts- und altersspezifisch, von genetischen Vorgaben sowie von hormonellen Umständen abhängig. Es ist ein weit verbreiteter Irrtum, dass Männer mehr Haarwachstumszellen haben als Frauen. Lediglich die unterschiedlichen Funktionen des endokrinen Systems, also der Anteil an Androgenen[28], bestimmen die Menge und Dichte des Haarwuchses.

Neben ihrer Funktion der Reduzierung von Reibung im Achselbereich, der Entsendung von Sexual-Lockstoffen sowie als optischer Reiz dienen Achselhaare als Schweißaufnehmer. Die Behaarung

---

[28] Androgene sind männliche Sexualhormone.

fördert die Temperaturregelung, da sie zur Oberflächenvergrößerung beiträgt und Schweiß besser abgesondert werden kann.

Rasieren

Um die Effektivität der Anwendung von Antitranspiranten zu erhöhen sowie den entstehenden Körpergeruch schon im Vorfeld einzudämmen, empfiehlt sich eine Rasur der Achselhaare. Hier gibt es zwei gängige Enthaarungsverfahren, die Epilation und die Depilation. Bei der Epilation werden Haare mitsamt der Haarwurzeln entfernt. Bei der gängigeren Verfahrensweise handelt es sich um die Depilation, die z. B. in Form einer konventionellen Rasur der Haare durchgeführt werden kann. Hier werden nur die sichtbaren Teile der Haare entfernt.

In diesem Zusammenhang sei darauf hingewiesen, dass die Achselhaare durch eine regelmäßige Depilation, z. B. durch Rasur nicht schneller oder stärker nachwachsen. Einzig fühlen sich die entfernten Haare nach der Rasur stoppelig an, da sie an der Schnittfläche glatt und nicht abgerundet entfernt werden. Die Rasur der Achselbehaarung unterscheidet sich im Grunde genommen nicht von der herkömmlichen Nassrasur etwa der Bartrasur mit Rasierer und Schaum. Die Verwendung aufwendiger technischer Hilfsmittel ist daher nicht nötig. Der konventionelle Rasierapparat erfüllt hier den gleichen Zweck. Neben dieser gängigen Methode existieren weitere Möglichkeiten zur Enthaarung insbesondere des Achselbereiches.

Epilieren

Ein Epiliergerät verfügt über rotierende Pinzetten, die auf die Haut aufgesetzt werden. Das Verfahren verursacht einen ziehenden Schmerz. Epilierer werden vorzugweise an den Beinen angesetzt. Ihr Einsatz verlangt ein genügend dickes Haar, um richtig greifen zu können. In den sensiblen Hautbereichen wie unter den Armen verursacht dieses Verfahren starke bis unerträgliche Schmerzen. Im Idealfall wird das Haar mitsamt seiner Wurzel ausgezupft und wächst erst nach etwa einem Monat wieder nach. Ein Epiliergerät wird zur Entfernung der axillaren Behaarung aufgrund der schmerzhaften Behandlung kaum in Betracht kommen.

Enthaarungscreme

Im Handel sind Enthaarungskosmetika mit den unterschiedlichsten Wirkstoffen, als Gel, Lotion oder Stick erhältlich. Durch einen chemischen Prozess wird mit diesen Mitteln das Keratin der Haare am Schaft aufgelöst und diese können nach vorgegebener Einwirkzeit

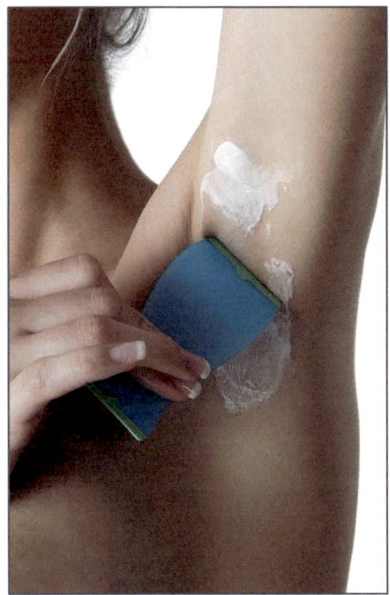

leicht abgeschabt werden. Die optimale Zeitspanne der Einwirkzeit variiert jedoch und unterliegt individuellen Faktoren wie Haardicke, Hauttyp und Verträglichkeit. In hautsensiblen Zonen, wie im Achselbereich, ist das Risiko der Entstehung von Hautirritationen in Form von Jucken und Brennen gegeben.

Nachteil der Anwendung von Enthaarungsmitteln ist, dass die Prozedur alle paar Tage wiederholt werden muss, um dauerhaft eine glatte, haarlose Haut zu erhalten. Grundsätzlich eignet sich die Methode für alle behaarten Körperpartien.

Laserbehandlung

Inzwischen existieren einige moderne Behandlungsmethoden der Haarentfernung mit Lasertechnik. Diese Behandlung ist zwar schmerzfrei und dauerhaft, das Verfahren beim Spezialisten ist jedoch mit entsprechenden Kosten verbunden. Wer dem Teufelskreis von Rasur und Haarwuchs entkommen möchte, dem stehen die Laser- oder IPL-Methode[29] zur Verfügung. Bei diesen Verfahren werden die Blutgefäße, die die Haarwurzeln versorgen mit hochenergetischem Licht- oder mit Laserimpulsen verödet. Die Anwendung eignet sich jedoch nicht für alle Haartypen.

---

[29] intense pulsed light = Intensives gepulstes Licht.

5. Fertig-Antitranspirante – Convenience-Produkte

Neben der Anwendung von Aluminiumchlorid-Lösungen, die im Do-it-yourself-Verfahren als Individualrezeptur oder auf Rezept und Empfehlung eines Arztes erfolgt, existieren mittlerweile viele Fertig-Antitranspirante diverser Hersteller. Um die Vorzüge solcher Industrieprodukte gegenüber konventionell hergestellten Mixturen darzulegen, soll nachfolgend speziell und beispielhaft auf die Eigenschaften eines synthetischen Antitranspirants eingegangen werden.

Die Firma Functional Cosmetics Company AG aus der Schweiz mit Sitz in Basel ist eine noch junge und innovative Unternehmung, die sich auf funktionale Körperpflegeprodukte gegen Transpiration spezialisiert hat.

Das Antitranspirant SweatStop® auf Aluminiumchloridbasis mit all seinen Varianten gehört zur innovativen Produktpalette und wird als Pflegesubstanz beschrieben, die für an übermäßiger Transpiration leidende Personen entwickelt wurde. Geeignet sind diese Produkte aber nicht nur als verfügbare milde Anwendung im Alltagsgebrauch, wo man eben mal ein schnell einzusetzendes Mittel gegen Schwitzen oder Körpergeruch sucht, sondern gerade auch bei hartnäckigen Formen einer diagnostizierten Hyperhidrosis oder Bromhidrosis, oftmals auch in Form einer Therapiekombination oder -ergänzung. Denn diese Produkte beinhalten das als effizienten Schweißhemmer bekannte Aluminiumchlorid-Hexahydrat.

Alle SweatStop®-Produkte wurden in Zusammenarbeit mit Dermatologen und Forschern entwickelt. Durch die gezielte Zusammensetzung ausgewählter Inhaltsstoffe ist SweatStop® hocheffizient und dabei äußerst mild zur Haut. Alle Produkte wurden dermatologisch getestet und sind mit dem Prädikat „sehr gut hautverträglich" ausgezeichnet worden. Die Entwicklung wird wie bei vielen anderen Herstellern ähnlicher Antitranspirante medizinisch betreut.

Durch unterschiedliche Produktvarianten in Bezug auf Wirkstoffkonzentration, Aggregat, Applikationssystem und hautmildernde

Zusatzstoffe bieten die Antitranspirante der SweatStop®-Palette Betroffenen maßgeschneiderte Lösungen zur Unterbindung des spezifischen Schwitzproblems, unter Berücksichtigung der jeweiligen Intensität des Schwitzens sowie des individuellen Hauttyps.

Feuchtigkeitsspendende Zusätze der Antitranspirante sorgen für wirksame Pflege und Schutz der Haut. Dies ist der wesentliche Vorteil eines industriellen Erzeugnisses gegenüber den je nach Stärke sehr aggressiv wirkenden konventionellen Arzneimittellösungen. Während bei der Verwendung hochkonzentrierter Aluminiumchlorid-Lösungen aus der Apotheke Hautirritationen die Regel sind, versuchen die Hersteller von Antitranspiranten mit Zusatzstoffen den Nebenwirkungen vorzubeugen bzw. diese ganz zu vermeiden. Bei Apothekenmischungen müssen begleitend meist hautschonende Cremes und Salben eingesetzt werden, um Reizungen abzumildern oder vorzubeugen. Die Anwendung verschiedener Präparate wird daher notwendig. Nicht selten ist sogar ein Therapieabbruch erforderlich, da die Haut zu intensiv irritiert wird. Bei den Industrieprodukten sind hautpflegende Mittel schon in das Produkt integriert, ganz im Sinne des Convenience-Trends, so dass der Einsatz zusätzlicher hautpflegender Mittel nicht notwendig ist.

In der SweatStop®-Produktreihe werden die Mittel mit Zusätzen wie Aloe Vera, Dexpanthenol oder Campher angereichert, wodurch die zuverlässige Wirkung zusätzlich mit einer Pflege und einem Schutz der Haut kombiniert wird. In spezifischen Verfahrensweisen wird der pH-Wert des Antitranspirants, der eine entscheidende Rolle für die Hautverträglichkeit spielt, optimiert und die Mittel versprechen eine besondere Hautmilde. So kann eine noch sensiblere Anwendung gewährleistet werden.

Insbesondere der Zusatz des Aloe-Vera-Extraktes mit seinen entzündungshemmenden, immunisierenden, regenerierenden und hautschonenden Eigenschaften trägt zur hohen Produkteffizienz bei. Dass die Wirkstoffe der Aloe-Vera-Pflanze als Hautmittel allgemein empfohlen werden, ist anhand der Vielzahl der auf dem Markt erhältlichen Hautpflegemittel und Kosmetika mit diesem Zusatz abzulesen. Jahrzehntelange Forschung hat bewiesen, dass die aus den Blättern der Pflanze gewonnene Substanz vielfältige Effekte hat. Sie ist entzündungshemmend, keimtötend, blutstillend, schmerzstillend, juckreizstillend, beruhigend, hustenreizstillend und hat eine wundheilende und die Narbenrückbildung fördernde Wirkung.

Der synthetisch hergestellte Zusatzstoff Campher, der als Naturprodukt auch aus dem Harz des Campherbaumes gewonnen werden kann, verfügt über hautschonende Eigenschaften sowie über eine antimikrobielle, juckreizlindernde und kühlende Wirkung.

Auch der Wirkstoff Dexpanthenol, der bei vielen Herstellern als Inhaltsstoff für Hautcremes und Salben Verwendung findet, verfügt über solch pflegende Eigenschaften. Er erhöht das Feuchthaltevermögen der Haut und verbessert ihre Elastizität. Er unterstützt zudem die Neubildung von Hautzellen und trägt somit zur Regeneration bei. Darüber hinaus hat Dexpanthenol auch juckreizlindernde und entzündungshemmende Eigenschaften. Klinische Untersuchungen bestätigen ebenfalls eine Unterstützung der Wundheilung von Haut- und Schleimhautläsionen.

5.1 Wissen was drin ist – Inhaltsstoffe

Während man bei den medizinischen Antitranspirantrezepturen in Form von Alumniumchlorid-Hexahydrat Gewissheit über die Zusammensetzung der Inhaltsstoffe hat, stellt sich bei den antihidrotisch wirkenden Kosmetika gerade vor dem Hintergrund möglicher Hautsensibilisierungen die berechtigte Frage, welche Bestandteile, die sogenannten Ingredients, in diesen Produkten vertreten sind. So existiert für den europäischen Raum die Internationale Nomenklatur für kosmetische Inhaltsstoffe (INCI)[30], eine gesetzliche Richtlinie, die eine korrekte Angabe der Inhaltsstoffe von Kosmetika und somit auch den Fertig-Antitranspiranten und kombinierten Deodoranten vorschreibt. Hiermit ist die gemeinsame Nomenklatur für die Angabe

---

[30] International Nomenclature of Cosmetic Ingredients.

der Bestandteile auf der Verpackung kosmetischer Mittel gemeint. Die Angabe der kosmetischen Inhaltsstoffe nach diesem System ist in der EU seit 1997 gesetzlich vorgeschrieben und durch die Ländergesetze (Kosmetikverordnung) umgesetzt. Im US-amerikanischen Raum wird eine an den Vorgaben der CTFA (Chemistry, *Toiletry and Fragrance Association*) orientierte Nomenklatur verwendet, die sich in Einzelheiten unterscheidet.

Die Inhaltsstoffe werden nach ihrer Konzentration in abnehmender Reihenfolge aufgelistet. Dies gilt für alle Inhaltsstoffe, die jeweils über 1 % der Substanz ausmachen. Bei Inhaltsstoffen, die weniger als ein 1 % ausmachen, muss keine Reihenfolge eingehalten werden. Sie erscheinen am Ende der Liste in ungeordneter Reihenfolge.

Die Liste der INCI-Bezeichnungen wächst stetig weiter. Es ist daher möglich, dass einzelne, derzeit in kosmetischen Mitteln verwendete Inhaltsstoffe noch nicht in aktuellen Fassungen der Nomenklatur erfasst sind.

Besonders wertvoll erweist sich diese Kennzeichnungspflicht für Allergiker und Menschen mit empfindlichem Hauttyp, die auf bestimmte Wirkstoffe Kontaktreaktionen zeigen. Der Verbraucher wird so in die Lage versetzt, Stoffe leicht zu erkennen, die er z. B. wegen einer Unverträglichkeit meiden sollte, und zwar unabhängig davon, in welchem Land das betreffende Produkt erworben wurde.

Nach der neuen EU-Richtlinie müssen die Hersteller den Verwendungszweck und Warnhinweise auf eventuelle Nebenwirkungen aufführen. Heute werden auf fast allen Kontinenten kosmetische Mittel mit der INCI-Nomenklatur gekennzeichnet. Die Deklaration muss auf der äußeren Verpackung eines Produktes erscheinen. Die Kennzeichnungspflicht gilt für alle bei der Herstellung verwendeten und im Fertigprodukt vorhandenen Bestandteile. Ihre Auflistung beginnt mit dem Hinweis „Ingredients". In der Regel werden die Angaben auf einer Packungsbeilage o. Ä. detailliert aufgeführt, auf der Verpackung wird darauf in verkürzter Form mit einem speziellen Symbol (einer Hand, die in einem offenen Buch blättert) hingewiesen.

Zu den wichtigsten schweißhemmenden Wirkstoffen gemäß dieser Nomenklatur gehören die folgenden nicht vollständig aufgezählten Substanzen, die in exakt selbiger Schreibweise auf der Produktverpackung erscheinen müssen:

ALUMINUM CHLOROHYDRATE, ALUMINUM CHLORIDE, ALUMINUM DICHLOROHYDRATE, ALUMINUM ZIRCONIUM TETRACHLOROHYDREX GLY.

5.2 Auswahl und Anwendung von Fertigprodukten

Wie für die Arzneimittelrezepturen bereits geschildert wurde, so gibt es auch beim Gebrauch von Fertig-Antitranspiranten Anwendungsvorgaben, deren Einhaltung über Erfolg oder Misserfolg und letztendlich den Grad einer effektiven Schweißminderung entscheidend ist. Die Regeln der Anwendung, wie das Auftragen unmittelbar vor dem Schlafengehen, um eine höhere Penetration des Wirkstoffes zu erzielen, oder das Hindernis der Wirkungsentfaltung bei Aufbringen auf feuchter Haut sind analog zu den dermatologischen Verordnungen. Darüber hinaus gibt es bei den fertigen Antitranspiranten noch weitere Aspekte, die der Betroffene berücksichtigen sollte. Je nach Produkt und Hersteller fallen diese unterschiedlich aus. Allen Antitranspiranten im Direktvertrieb sind Beipackzettel beigefügt, wie man es von herkömmlichen Medikamenten kennt, die über eine richtige Anwendung, aber auch über mögliche Nebenwirkungen aufklären.

Vor dem Gebrauch eines Antitranspirants sollte die Haut gründlich gereinigt und vor allem getrocknet werden. Erst dann sollten die Mittel angewendet werden. Zudem sollte eine Wartezeit zur Einwirkung des Wirkstoffes zwingend eingehalten werden, bevor man sich ankleidet, um eine Textilbeschädigung zu vermeiden. Der Vorgang sollte alle zwei Tage wiederholt werden. Morgendlich kann ein normales Waschen der behandelten Hautzonen erfolgen, selbst der Gebrauch eines Deos unter den Armen wirkt sich auf den weiteren Behandlungsablauf nicht störend aus.

Ein Spray ist in der Regel aus einer entsprechenden Entfernung aufzubringen. Hier gilt zudem der Grundsatz: weniger ist mehr. Um möglichst schnell schweißfrei zu werden, ist ein Übergebrauch eher kontraproduktiv. Ein einziger Sprühstoß reicht meist schon aus, um bei mehrtägigem Einsatz einen Effekt zu erzielen. Bei Lotionen sollte man gleichsam nur eine Fingerkuppe benetzen und die Lotion auftragen und mit den Fingern einmassieren. Hält man sich nicht an diese Vorgaben, so können durchaus unangenehme Wirkungen wie Hautjucken, Brennen und Rötungen in Erscheinung treten. Auch aus ökonomischer Sicht ist ein sparsamer Gebrauch zu empfehlen, denn Fertig-Antitranspirante sind teurer als Apothekenlösungen.

Liegt eine Disposition für eine Hauterkrankung wie Neurodermitis oder eine andere dermatologische Störung vor, so ist besonders auf Konzentration und Zusammensetzung der Rezeptur zu achten. Bestimmte Cremes (Bepanthen, Bepanthol) können kombiniert zur Unterstützung eines Antitranspirants oder im Behandlungsvorlauf eingesetzt werden. Gestörte und irritierte Haut sollte vor dem Einsatz eines Antitranspirants zunächst behandelt werden. Erst nach einigen Tagen und einer Beruhigung der Haut sollte dann ein Antitranspirant zum Einsatz kommen. Bei bleibenden oder dauerhaften Störungen sollte man den Rat des Herstellers einholen. Die Erfahrung Betroffener zeigt hier, dass die meisten Hersteller Unterstützung gewährleisten, sei es auf telefonischem Wege oder über E-Mail-Korrespondenz. Der Vorteil gegenüber einem Arztbesuch bei Anwendungsempfindlichkeiten liegt auf der Hand. Hersteller bieten ihren Support bereitwillig und kostenlos an. Zudem verfügen sie aufgrund eines hohen Kollektivs an Kunden bzw. Betroffenen über Erfahrungsressourcen und Know-how im Umgang mit Antitranspiranten und deren Nebenwirkungen.

Die Vereinheitlichung einer starken und zuverlässigen Wirkung mit einer schonenden und pflegenden Eigenschaft ist der wesentliche Vorteil der Industrieprodukte gegenüber den Arzneirezepturen. Bei der Auswahl ist weiterhin auf die richtige Aluminiumverbindung zu achten. Es gibt unzählige Erzeugnisse, die Aluminiumsalze in Kombination beinhalten; die höchste Effektivität und Ansprechquote in Bezug auf die Schweißminderung ist von der Aluminiumchlorid-Hexahydrat-Verbindung erwiesen.

Falsche Anwendung von Fertig-Antitranspiranten

Das Auftreten einer Hautunverträglichkeit kann verschiedene Ursachen haben. So ist die Verträglichkeit abhängig vom jeweiligen Hauttyp, den man unter Hinzuziehung eines Hautarztes oder durch kosmetische Verfahren bestimmen lassen kann. Auch das unmittelbare Auftragen der Wirkstoffe auf die frisch rasierte Hautoberfläche verbietet sich, denn durch die Rasur ist die Haut gereizt und starkes Brennen und Jucken kann die Folge sein. Wichtig ist, dass der Abstand zwischen Rasur und Auftragen möglichst groß gehalten wird. Auf keinen Fall sollte zu viel Wirkstoff aufgebracht werden. Neben der Überdosierung ist auch ein zu häufiger Gebrauch zu vermeiden. Nach gezeigter Wirkung eines Antitranspirants kann das Anwendungsintervall auf bis zu zwei Anwendungen in der Woche reduziert werden, je nach eingestelltem Behandlungserfolg.

Immer wieder wird von Betroffenen der Fehler begangen, gleich mit dem intensivsten bzw. konzentrationsstärksten Produkt in die Initialphase der Behandlung einzutreten. Zunächst sollte aber ein mildes Mittel verwendet werden. Bei Ausbleiben des Erfolgs der Schweißreduzierung kann dann eine höhere Wirkstoffintensität versucht werden. Es ist zwar verständlich, dass Betroffene nach schnellem Erfolg und sofortiger Trockenheit verlangen, durch einen zu hohen Wirkstoffgehalt kann aber vorschnell eine Hautstörung provoziert werden.

Im Gegensatz zu den verordneten Arzneien, wo Apotheker, Ärzte oder bestenfalls Dermatologen Anwendungs- und Konzentrationsempfehlungen zur Lösung geben, ist man bei den Industrieprodukten von den Vorgaben der Hersteller abhängig. Die meisten Hersteller verfügen über getestete Produkte, vor allem hinsichtlich der Hautverträglichkeit und haben ein besonderes, verständlicherweise auch wirtschaftliches Interesse, ihre Kunden zufrieden zu stellen.

Der Schlüssel zum Erfolg eines Fertigprodukts liegt in der richtigen Anwendung und mit dieser sollte sich der Betroffene gut vertraut machen. Es gibt Hersteller, die lediglich über ein Produkt verfügen und dieses für die Anwendung bei allen lokalen Schwitzstörungen empfehlen, andererseits gibt es Produzenten, die über eine ganze Antitranspirant-Serie in unterschiedlichen Applikationssystemen verfügen, die der individuellen Form und Schwere des Schwitzens gerecht werden. Zudem unterscheiden sich Produkte aus einer Antitranspirantreihe durch Konzentration und Zusammensetzung, was ja gerade für Betroffene mit hoher Hautsensibilität von Bedeutung ist. Insofern sollte man sich über die Bestandteile eines Antitranspirants schon vor dem Erwerb im Klaren sein. Auch die Trägersubstanz einer Rezeptur – Alkohol oder Wasser – ist je nach Hauttyp oder Hautsensibilität entscheidend in Bezug auf das Auftreten von Hautirritationen. Dies gilt gleichsam für die dermatologische Individualrezeptur.

Die unterschiedliche Hautbeschaffenheit eines jeden Menschen und gerade die Hautstruktur der hyperhidrotischen Areale machen es erforderlich, dass die Anwendung auf eben diese individuellen Eigenschaften abgestimmt wird. Ein Antitranspirant für den Achselbereich, wo die Haut sensibel und dünn ist, zeigt bei der Anwendung auf dicken Hautstrukturen wie Hände oder Füße eine nur schwache Wirkung. Insofern ist der Trend zu Produktserien, die diesen Umständen durch verschiedene Produktgestaltungen Rechnung tragen, zu befürworten. Betroffene können das für ihre Bedürfnisse optimierte Antitranspirant unter Berücksichtigung der Verträglichkeit auswählen und es effektiver einsetzen als ein Einheitsprodukt.

Wirksamkeitstests

In klinischen Studien wurde die Wirksamkeit der Aluminiumchlorid-Hexahydrat-Lösung als medizinisches Lokaltherapeutikum schon vor Jahren wissenschaftlich erforscht. Die Effektivität ist längst bewiesen. Doch wie verhält es sich mit den kosmetischen Mitteln, die in immer größerer Zahl und in immer neuen Produktvariationen auf den Markt kommen?

Auch kosmetische Mittel, zu denen industriell gefertigte Antitranspirante zählen, unterliegen Qualitätsanforderungen und Effektivitätskontrollen. Zum Teil sind diese Anforderungen gesetzlich geregelt. Zu früheren Zeiten konnten kosmetische Formulierungen ohne toxikologische Prüfung auf den Markt gebracht werden, was durch gesetzliche Regulierungen in Bezug auf Konzentration, Reinheit und Konstellation heute überholt ist. Inhaltsstoffe solcher Handelspräparate müssen auf ihre Harmlosigkeit und den Einsatzzweck zwingend toxikologisch bewertet werden. Zudem erfordert die sich verändernde Hautbeschaffenheit Betroffener eine ständige Überwachung und Prüfung der Produkte. Viele Betroffene mit sensibler Hautkonstellation greifen auf entsprechende Antitranspirante zurück und Folgen den Empfehlungen der Hersteller, dass spezifische Produkte aus ihren Serien auch und gerade bei hautproblematischen Verhältnissen Erfolg versprechen.

Der toxikologischen Prüfung und Begutachtung eines kosmetischen Erzeugnisses gemäß geltenden Regulierungen schließen sich dermatologische Tests an, mit dem Ziel, die Verträglichkeit der einzelnen Substanzen zu bewerten.

Antitranspirante aus der Kosmetikindustrie haben sich mit dem hohen Anspruch der Benutzersicherheit Tests zu unterwerfen, die auf einer wissenschaftlichen Basis stehen, gerade auch im Hinblick auf die vielen Werbeversprechen der Hersteller. Ein Betroffener sollte bei der Auswahl eines Industrieproduktes nicht zögern und den entsprechenden Beweis in Form dermatologischer Gutachten anfordern, um einen Überblick über die Qualitätsstandards eines Schweißblockers zu erhalten. Dies gilt umso mehr bei sensibler Haut, die vorgereizt ist und wo im Anwendungsfall mit weiteren Hautirritationen zu rechnen ist. Am Beispiel des dermatologischen Institutes Dermatest[31] werden die Testverfahren und -umstände der Kosmetika im Folgenden veranschaulicht.

---

[31] Dr. med. G. Schlippe, Dr. med. Werner Voss, Kornelia Sievert, Dermatest, Engelstr. 37, 48143 Münster, Germany.

5.3 Kosmetiktestungen

Die Kosmetikindustrie wächst kontinuierlich. Und mit ihr die Werbeaussagen, die Vieles versprechen, vor allem in Bezug auf die Verträglichkeit und die Effektivität der Produkte. Es sind aber nicht nur veränderte rechtliche Anforderungen, die erfüllt werden müssen, sondern es muss auch eine Anpassung an die veränderte durchschnittliche Hautbeschaffenheit erfolgen. Immer mehr Konsumenten mit allergischen Dermatosen und sensibler Haut verwenden entsprechende kosmetische Zubereitungen und haben die Erfahrung gemacht, dass Kosmetika, die auf Ihren Hautzustand abgestimmt sind, das Hautbild verbessern und stabilisieren können.

Regulationen

In der Regel sind kosmetische Produkte dazu da, um das Aussehen des Gesichtes und des Körpers zu verschönen und zu dekorieren. Dies wird in Verbraucherumfragen fast häufiger genannt als die pflegende Komponente. Die Formulierung der Produkte stellt eine Herausforderung für die Kosmetikchemiker dar. Ein Kosmetikum muss bereits vor der Herstellung an gültige nationale Regulationen angepasst werden, und auch alle zu verwendenden Wirkstoffe und Hilfsstoffe müssen eventuelle Beschränkungen erfüllen. In vielen Ländern gibt es Vorgaben, die die Konzentration, die Reinheit und die Zusammensetzung regeln. In der EU müssen kosmetische Produkte die rechtlichen Anforderungen der Kosmetikrichtlinie erfüllen.

Demnach müssen die Mittel vor der Vermarktung auf ihre Harmlosigkeit und im Hinblick auf ihre Verwendung toxikologisch bewertet werden.

Grundlagen zur Bewertung von Hautreaktionen

Die Verträglichkeit von Körperpflegemitteln kann in der Hauptsache durch Kontaktdermatitis und allergische Hauterscheinungen eingeschränkt sein. Der Begriff Kontakdermatitis beschreibt entzündliche Hautveränderungen durch externe Einflüsse und ist dadurch meistens an Hautarealen zu beobachten, die häufig in Kontakt mit kosmetischen Produkten kommen (Gesicht, Hände). Antitranspirante und Deodorante können auch, je nach Formulierung im Anwendungsgebiet (Achselhöhlen), zu Hautirrationen oder Allergien führen. Kontaktdermitiden werden durch irritative Substanzen oder allergische Mechanismen ausgelöst, z. B. können sie durch Sonnenlicht noch verstärkt werden. Bei der irritativen Kontaktdermatitis sind Mechanismen beteiligt, bei denen Substanzen direkt Schädigungen an Hautzellen und der Hautbarriere verursachen. Eine allergische Kontaktdermatitis tritt nur bei Patienten auf, die vorher gegen die spezifische Substanz sensibilisiert wurden.

Der Sensibilisierungsprozess

Bei den meisten Substanzen, mit denen wir im täglichen Leben in Berührung kommen, kommt es nur selten zu einer Sensibilisierung und zumeist nur nach häufigem und langem Gebrauch. Die Zeit zwischen dem ersten Kontakt und dem Einsetzen einer Sensibilisierung hängt von der sensibilisierenden Substanz und den Voraussetzungen ab, unter den die Exposition stattfand. Ferner können konstitutionelle Faktoren und teilweise auch die zufällige Verminderung der Hautresistenz Ursachen für Sensibilisierungen sein. Der Sensibilisierungsprozess ist innerhalb von fünf Tagen komplett abgeschlossen. Die endgültige Entwicklung der Reaktionen zwischen den im Körper gebildeten antikörperähnlichen Substanzen und dem in der Haut verbliebenen Allergen erfolgte innerhalb weiterer 24 bis 48 Stunden. Wenn die sensibilisierte Person wieder dem spezifischen Allergen in einer entsprechenden Dosierung exponiert ist, entwickeln sich klinisch relevante Reaktionen normalerweise ebenfalls nach 24 bis 48 Stunden.

Wie wird eine Allergie nachgewiesen?
Epikutantestungen in der dermatologischen Diagnostik

Diese klinisch relevanten Hautreaktionen werden beim dermatologischen Epikutantest ausgenutzt. Der Epikutantest („Pflastertest" oder „Patch-Test") wird mit den möglicherweise allergieauslösenden Substanzen durchgeführt. Alle Substanzen, die in Verdacht stehen,

Allergien auszulösen, werden mit Pflastern auf die gesunde Haut des Unterarms oder des Rückens des Patienten aufgebracht und dort unter Luftabschluss für 24 bis 48 Stunden belassen. Mögliche Reaktionen sind noch einmal nach 48, 72 und 96 Stunden dermatologisch zu bewerten.

Epikutantestungen bei Kosmetika: Nachweis des irritativen Potentials

Epikutantestungen von Antitranspiranten sowie grundsätzlich von Kosmetika werden an freiwilligen Probanden durchgeführt. Auch hier werden die Präparate mit Pflastern auf die Haut des Probanden aufgebracht und dort für 24 Stunden belassen. Der Epikutantest mit Antitranspiranten wird durchgeführt, um irritative Substanzen in den Rezepturen nachzuweisen. Wenn es zu Hautreaktionen bei Probanden kommt, handelt es sich hierbei oft um eine irritative Kontaktdermatitis. Die okklusive Situation im Patch-Test erzeugt eine Quellung der Hornschicht, die eine Penetration der Substanzen gut zulässt. Somit können eventuell irritierende Substanzen gut erkannt werden.

Wozu dienen Anwendungstests?

Unter dermatologischer Aufsicht durchgeführte Anwendungstests („In-Use-Tests"), denen sich ein Epikutantest anschließt, werden durchgeführt, um Substanzen, die Sensibilisierungen auslösen können, zu erkennen. Diese Anwendungstests werden häufig durchgeführt, teilweise in Kombination mit einem Fragebogen oder einer Diskussion zwischen den Probanden im Anschluss an den Test. Diese Anwendungstests spiegeln recht gut die Konsumentenmeinung wider. So können in einem Ablauf die Erfahrungen und Meinungen der Probanden in Bezug auf die Verträglichkeit gesammelt werden und die dermatologische Verträglichkeitsuntersuchung und Bestimmung des Sensibilisierungspotentials erfolgen sowie möglicherweise auch spezifische Testungen zum Wirkungsnachweis. Manchmal ist es sinnvoll, eine Kooperation mit anderen Fachärzten, z. B. Zahnärzten, Augenärzten oder Gynäkologen, anzustreben.

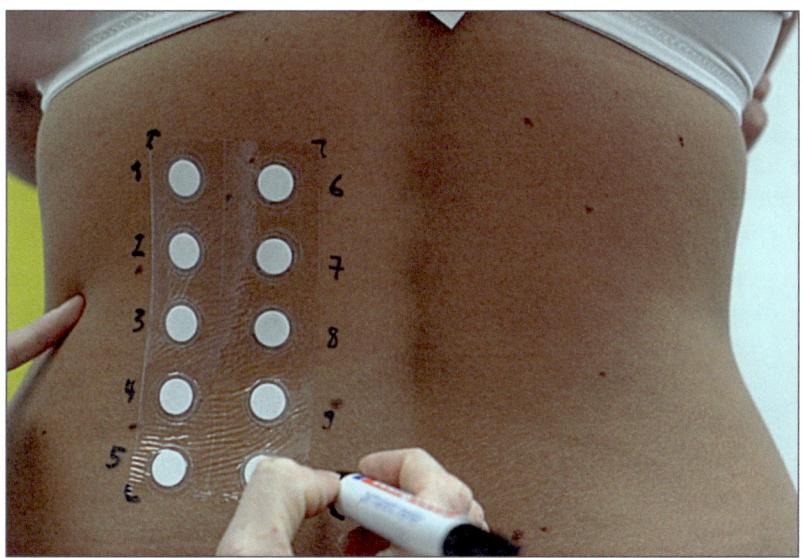

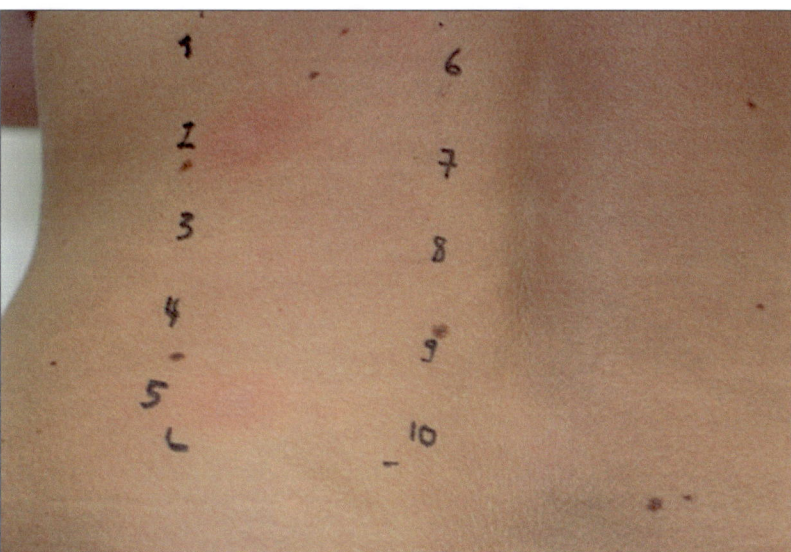

Epikutantestung an Probanden, Patch-Test mit Pflasterung, Markierung von Testzonen auf der Hautoberfläche

Bei einem In-Use-Test kommt der Proband in intensiven Kontakt mit dem Produkt, so dass er über die positiven und eventuellen negativen Eigenschaften des getesteten Produktes gut Auskunft geben kann. In der Zeit des Gebrauchs, die normalerweise vier Wochen umfasst, kann der Konsument Erfahrungen über die Applikationsmodalitäten, den erwarteten und erzielten Effekt und die Dauer des Effekts sammeln und darüber Auskunft geben.

Anwendungstests werden auch durchgeführt, um spezifische Werbeaussagen belegen zu können. Hier werden entsprechende beweisende Testmethoden durchgeführt, die die Produktauslobungen stützen.

Sorgfältige Selektion der Probanden

Die Probanden sollten entsprechend der Zielsetzung und Fragestellung ausgewählt werden. Jedes Probandenkollektiv wird abhängig vom Produkt und seiner Zielgruppe zusammengestellt, so dass es den Ansprüchen des Produktes im Bezug auf die Zielgruppe entspricht (z. B. ein bestimmtes Geschlecht, Alter oder ein bestimmter Hauttyp). Es können auch Babys und Kleinkinder in die In-Use-Gruppe aufgenommen werden. Der anschließende Epikutantest kann allerdings aus ethischen Gründen nicht an einer Baby- oder Kleinkindgruppe durchgeführt werden und somit sind hierfür Erwachsene mit sensibler/empfindlicher Haut auszuwählen. Grundsätzlich werden Personen ausgeschlossen, die medikamentös behandelt werden, da die potentielle Gefahr besteht, dass Bestandteile des Kosmetikums mit Wirksubstanzen des Medikamentes interagieren. Möglicherweise würden aber auch Medikamente Unverträglichkeitsreaktionen überdecken (z. B. antientzündliche Medikamente).

Patch-Test/Anwendungsstudie: Vor- und Nachteile

Der Patch-Test ist eine reine Labormethode. Der Kontakt unter Luftabschluss mit einem Kosmetikum (24 Stunden) wird in dieser Intensität in der täglichen Anwendung nicht auftreten. Einerseits ist also die Anwendung im Patch- Test zu intensiv (weil unter Luftabschluss und über 24 Stunden auf eine Hautstelle aufgetragen), andererseits bietet er deutliche Lücken, weil eine tägliche Beurteilung mit entsprechenden äußeren Einflussfaktoren (Sonne, Licht, Oxidation/Luftkontakt) nicht gegeben ist, die Anwendung auf einem sehr kleinen Areal erfolgt. Die Kontaktfläche ist häufig kleiner als 3 cm².

Der Patch-Test ist allerdings ein recht zuverlässiger, unter kontrollierten Bedingungen durchgeführter Test, um grobe Rezeptierungsfehler aufzudecken. Er bietet den Verbrauchern eine gewisse Sicherheit, denn meistens entsprechen die mit dem Patch-Test erzielten Ergebnisse auch der Anwendungsverträglichkeit.

Die Anwendungstestung ist ein von vielen Wissenschaftlern, vor allem Dermatologen, gefordertes Medium, um die Verträglichkeit eines Kosmetikums besser beurteilen zu können. Ein Anwendungstest provoziert in der Regel alle möglichen Reaktionen, die sich bei der Anwendung zeigen können, wie sie später auch in der Konsumentengruppe auftreten. Neben den möglicherweise auftretenden Reaktionen auf das Kosmetikum (Rötung, Trockenheit, Schwellung, Schuppung) können externe Faktoren, die im täglichen Gebrauch auftreten, die Verträglichkeit des Produkts beeinflussen (z. B. Exposition gegenüber Sonnenlicht oder verstärkte Schweißbildung). Im Anwendungstest kann zusätzlich eine bessere Beurteilung der Verträglichkeit erfolgen, da kleine Mikroverletzungen, die im Laufe der Anwendungsperiode entstehen, ebenfalls beurteilt und von den Probanden sehr differenziert wahrgenommen werden (z. B. ein entzündeter Pickel oder eine Schramme an der Hand).

Dermatologisch-medizinische Kontrolle durch erfahrene Ärzte

Für die Durchführung von Kosmetikstudien ist es nicht nur wichtig, die Anatomie und Physiologie der Haut zu kennen, sondern auch, sich mit den notwendigen Messmethoden auszukennen, die die Wirkungen des Produktes in der Haut erfassen. Weiterhin ist es erforderlich, die Informationen zu bewerten, die von den Probanden aus der Anwendungsphase weitergegeben werden. Die modernen kosmetischen Zubereitungen sind in Bezug auf ihre Verträglichkeit und Wirksamkeit in den letzten Jahren wesentlich verbessert worden. Dies liegt nicht zuletzt an den wissenschaftlich fundierten und validierten Nachweismethoden sowie an der guten Zusammenarbeit zwischen den forschenden Wissenschaftlern und den Herstellern.

Auf Basis der Erkenntnisse über die Eigenschaften der Individualrezepte wie auch der Fertigerzeugnisse geben die folgenden Tabellen einen Überblick über die Vor- und Nachteile der jeweiligen Gruppe.

Fertig-Antitranspirante (Kosmetika)

Vorteile	Nachteile
• rezeptfrei • Over-The-Counter-Produkte • gelten als Kosmetikprodukte • Internetversand • fast jeder Hersteller verfügt über internationale Internetshops • ausführliche Anwendungsanleitungen beiliegend • überwiegend zertifiziert und dermatologisch getestet • beinhalten häufig hautschonende Zusatzstoffe • viele Hersteller gewähren Geld-Zurück-Garantie • viele Darreichungsformen, die individuellen Ansprüchen gerecht werden • unabhängig anwendbar von ärztlicher- oder Apothekerberatung • überschaubare, geringfügige Nebenwirkungen • längere Haltbarkeit durch Zusatz von Konservierungsstoffen • PH-Wert optimiert	• teurer als Individualrezepturen • nicht in jeder Apotheke erhältlich (können aber meist bestellt werden) • meist nicht so hoch konzentriert wie Individualrezepturen

Individualrezepturen (Arzneimittel)

Vorteile	Nachteile
• Wirkung wissenschaftlich erwiesen • Rezepturempfehlung durch das NFR • gilt als Arzneimittel • rezeptfrei in Apotheken erhältlich • auch in hoher Konzentration bis zu 30 % erhältlich • kostengünstig • keine Konservierungsstoffe • als Wasser- oder Alkohollösung erhältlich, je nach Hautsensibilität	• wenige Darreichungsformen (Flasche oder Roller als Gel) • höheres Potential an Hautirritationen • Wirksamkeit abhängig von richtiger Rezeptur, fachmännischen Mixtur durch Apotheker • meist begleitend eingesetzte hautschonende Cremes nötig (Austrocknen der Haut, gerade bei Alkohollösungen)

Exkurs II: Erfahrungsberichte

Im Internet stößt man auf eine Vielzahl von Erfahrungs- und Meinungsberichte zu Antitranspiranten. Individualrezepturen sind Gegenstand vieler Diskussionen in Foren über die Schwitzkrankheit Hyperhidrosis, doch auch viele Erfahrungsberichte zu Fertig-Antitranspiranten, die verständlicherweise überwiegend auf den Seiten der jeweiligen Hersteller aufgeführt werden, stehen zur Verfügung.

Erfahrungsbericht: dermatologische Individualrezeptur

Seit etlichen Jahren leide ich nun schon an starkem Schwitzen auf der Stirn und unter den Armen. Aufgrund der vielen Berichte im Internet über Aluminiumchlorid habe ich allen Mut zusammengefasst und mir diese Lösung aus der Apotheke besorgt. Bei der ersten Apotheke bin ich mit einem Ausdruck der Rezeptur vorstellig geworden, allerdings kannten die das gar nicht. Wie peinlich ...

Ein zweiter Versuch führte dann zum Erfolg. Die wussten sofort Bescheid in der Apotheke und haben mir für die Achseln ein Gel im Roller angefertigt mit einer Alu-Konzentration von 20 %. Die nette Apothekerin hat mich dann noch darauf hingewiesen, dieses ausschließlich abends vorm Schlafengehen einzumassieren.

Nach nur drei Anwendungen war ich zu meinem Erstaunen unter den Armen knochentrocken. Immer wieder habe ich noch unter meinen Armen nachgeschaut, da ich es kaum glauben konnte, aber tatsächlich, es war nicht ein Fleckchen vorhanden. Einziger Nachteil war, dass ich nichts für die Stirn habe, hiervon hat man mir abgeraten, damit nichts ins Auge kommt.

Es brennt zwar ein wenig unter den Armen, aber das nehme ich gern in Kauf. Ich hoffe, dass der Zustand anhält. Hätte ich dieses nur schon Jahre zuvor ausprobiert ... viel Leid wäre mir erspart geblieben ...

Erfahrungsbericht: kommerzielles Antitranspirant

Wenn die Angst vorm Schwitzen zum Schwitzen führt ...

Ich hätte nie im Leben gedacht, dass es wirklich noch etwas gibt, was auf so unkomplizierte Art und Weise zum Erfolg führt. Kennen Sie das auch ..., Sie sind auf Arbeit und wissen eigentlich schon, dass unter ihren Achseln gerade ein Bach sich Richtung Unterleib bewegt?

Genauso ging es mir. Selbst wenn das Hemd noch nicht durchgeschwitzt war, man hatte schon das Gefühl, es wäre alles zu spät. Und genau da führt diese Angst erst zum richtigen Schwitzen. Also hatte man eigentlich immer verloren.

Der Kopf befiehlt, dass man nass wird. Wer soll helfen? Tabletten? ... Ausprobiert! Null Erfolg! Normale Sprays aus dem Laden? ... Vergiss es! Eine OP! Super Idee. Sch... auf die Risiken ...

Ich hätte es wirklich gemacht. Bis ich in einer Zeitung über dieses Produkt gelesen habe. Am Anfang denkt man ja wieder an Dinge, die einem versprochen werden und nie eintreten, aber trotzdem klammert man sich an den „letzten Strohhalm", und es war wirklich der letzte. Denn ich muss nicht mehr suchen oder hoffen, dass irgendetwas mal hilft, durch Zufall. Ich habe es gefunden!!

Schon nach der ersten, wirklich ersten Anwendung stand ich Tags darauf mit meinem Kollegen bei einer Kontrolle in der prallen Sonne, mit einem komplett trockenen Hemd. Zumindest meins ... Dabei war ich immer der, bei dem selbst im Büro die Suppe lief. Absolut Klasse!!!

Hier wird einem nichts versprochen, was nicht tatsächlich auch stimmt. Ein völlig neues und geiles Gefühl, nach jahrelangem Arme-Zusammenkneifen endlich zu wissen: „Es ist nichts zu sehen unter deinen Achseln."

6. Nebenwirkungen

Trotz aller Einfachheit der Anwendung von Antitranspiranten stellt sich die berechtigte Frage, ob es bei den auf Metallsalzbasis hergestellten Produkten zu unerwünschten Nebenwirkungen kommt oder kommen kann. Besonders im Falle einer Langzeitanwendung der Mittel wird das Problem möglicher Nebenerscheinungen auch von Seiten Betroffener bzw. Anwender zur Diskussion gestellt.

Physiologisch unbedenklich?

Bekanntlich hat das Schwitzen eine lebensnotwendige Funktion, indem der Schweißfluss die Körpertemperatur mitreguliert. Was ist aber nun, wenn man mit einem Antitranspirant, zu dessen primärer Wirkfunktion ja die Hemmung der Schweißsekretion gehört, in diesen natürlich thermoregulierenden Prozess eingreift?

Schweiß wird von unzähligen, über den gesamten Körper verteilten Drüsen produziert. Antitranspirante zeigen ihre spezifische Wirkung an den lokal betroffenen Hautzonen, etwa im Achselbereich, auf der Stirn oder im Gesicht, an Händen und/oder Füßen. Hier ist aber in Relation zur Gesamtzahl der Schweißdrüsen des Organismus nur ein kleiner Teil der Schweißdrüsen vorhanden, auch wenn die Konzentration der Drüsen dort verhältnismäßig hoch ist. Zur Regulierung der Körpertemperatur steht also noch genügend andere Hautoberfläche zur Verfügung. Für den Achselbereich gilt, dass dort nur ein sehr geringer Prozentsatz des gesamten Körperschweißes produziert wird. Die Nässe wird gerade unter den Armen aber weitaus intensiver und sensibler empfunden. Der einfache Grund hierfür ist, dass in diesen nahezu verschlossenen Hautbereichen das Sekret nicht so leicht verdunsten kann wie am restlichen Körper.

Nach dem Aufbringen eines Antitranspirants bildet dieses eine recht dünne Schicht auf der Haut. Der Wirkstoff dringt in die obere Hautschicht ein, wie dies im Zusammenhang mit dem Wirkmechanismus der Metallverbindungen bereits verdeutlicht wurde. Der Mechanismus beeinflusst die Physiologie der Schweißsekretion daher kaum, da die chemischen Abläufe und die Pfropfbildung in der obersten

Hautschicht erfolgen. Der Transpirationsfluss wird zudem nur über einen begrenzten Zeitraum reduziert, was keinen relevanten Einfluss auf die Schweißbildung und die damit verbundene Kühlung des Körpers hat. Der Einfluss der Antitranspirante in die physiologischen Abläufe ist daher gering und kaum nennenswert.

Anders als bei den systemischen Mitteln zur Schweißbekämpfung wird hier nicht in den neurophysiolgischen Ablauf eingegriffen. Da Antitranspirante die gesamte Schweißabsonderung des Körpers nicht nennenswert beeinträchtigen, wird von Experten auch die Behauptung entkräftet, die Unterdrückung des Schwitzens störe den durch die Schweißsekretion mitgetragenen Entgiftungsprozess des Organismus. Der Körper schwitzt nicht, um Giftstoffe auszuspülen, sondern primär zur Aufrechterhaltung der Körpertemperatur. Somit dient Schwitzen der Temperaturregulation. Andere Organe wie Leber und Nieren sind für die Ausscheidung von Gift- und Fremdstoffen verantwortlich. Betrachtet man sich die Zusammensetzung des Schweißes, der ja fast ausschließlich aus Wasser besteht, so wird deutlich, dass, wenn überhaupt, ein sogenannter Entschlackungsprozess über die Schweißabsonderung nur in äußerst geringem Ausmaß erfolgt. Von der Gefahr einer Entgiftungsstörung bei Schweißunterdrückung kann insofern kaum die Rede sein, zudem nicht, wenn die Trockenlegung auf beschriebene Hautareale, wie untern den Armen, begrenzt bleibt.

6.1 Hautirritationen

Eine der häufigsten Nebenwirkungen bei Anwendung externer Lokaltherapeutika in Form aluminiumchloridhaltiger Antitranspirante kann das Entstehen eines allergischen Kontaktexzems im Bereich der behandelten Hautzone sein. Das heißt nicht, dass zwangsläufig Hautirritationen auftreten müssen, vielmehr ist das Potenzial zu solchen Störungen bei Anwendung dieser Mittel aufgrund ihrer Wirkstoffkonstellation größer.

Als unangenehme Nebenwirkungen können eine rissige Haut sowie starkes Jucken auftreten. Insbesondere bei Antitranspiranten auf Alkoholbasis trocknet die Haut schnell aus und zieht sich zusammen, wodurch kleine Hautrisse entstehen können, in die der Alkohol penetrieren kann. Oft führt dies zu einem starken Schmerzempfinden und einem penetranten Juckreiz. Dies gilt umso mehr, je höher die Konzentration der Anwendung.

Auftretende Kontaktekzeme in der Anwendungspraxis von Antitranspiranten sind normalerweise scharf begrenzt und kaum in diffuser Form außerhalb der ursprünglichen Kontaktfläche anzutreffen.

Dieses Begleitphänomen wird aber noch weitaus häufiger im Zusammenhang mit der Nutzung eines klassischen Deodorants von Anwendern beklagt als bei Gebrauch spezifischer Schweißhemmer, denn bei Deos sind es gerade die unterschiedlichen Duft- oder Aromastoffe und der Zusatz von Konservierungsstoffen, wie die in Verruf geratenen Parabene, die als Allergene eine empfindliche Hautreaktion verursachen können.

Bei den Antitranspiranten wird zudem bei der Diskussion möglicher Nebenwirkungen differenziert, ob eine Aluminiumchlorid-Lösung als Individualrezeptur oder ein antihidrotisches Fertigprodukt zum Einsatz kommt. Erstgenannte Rezeptur gilt naturgemäß in Abhängigkeit der Konzentration und des Säuregrades als weitaus hautaggressiver als die vielen mit hautschonenden Mild- und Zusatzstoffen angereicherten Industrieprodukte. Entscheidend für die Wahrscheinlichkeit des Auftretens von irritativen Störungen der Haut ist zudem die Frage, ob vor Behandlungsbeginn mit Aluminiumchlorid bereits eine sensible Hautsymptomatik diagnostiziert wurde bzw. vorlag. Sollte dies der Fall sein, was bei stark lokal schwitzenden Betroffenen nicht selten vorkommt, so kann die Wahrscheinlichkeit weiterer Nebenwirkungen erhöht sein.

Ein Ekzem, häufig auch beschrieben als Dermatitis, ist ein Ober- oder Sammelbegriff in der Medizin, speziell in der Dermatologie, für entzündliche Veränderungen der Haut. Das Leitsymptom der meisten Ekzeme ist der Juckreiz. Die strukturellen Veränderungen der Haut sind bei Ekzemen sehr vielgestaltig. Man kann zwischen der akuten und chronischen Phase unterscheiden.

6. Nebenwirkungen

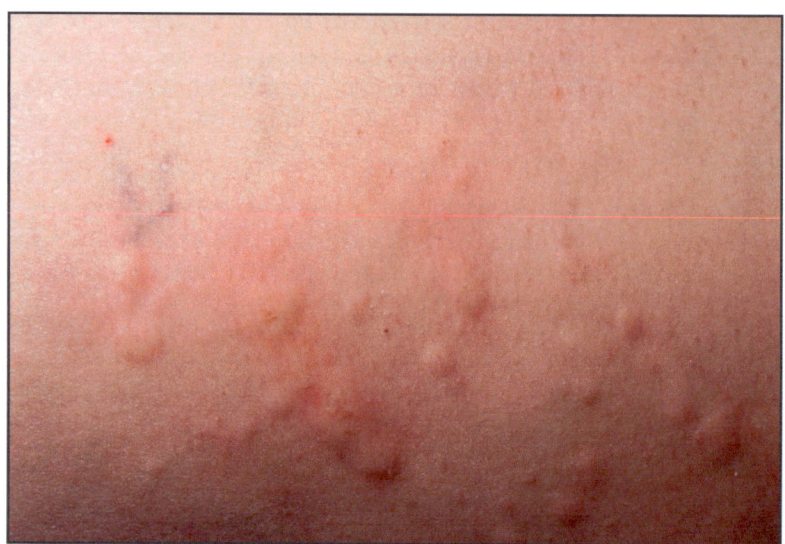

Allergische Hautreaktion mit Rötung und Bläschenbildung

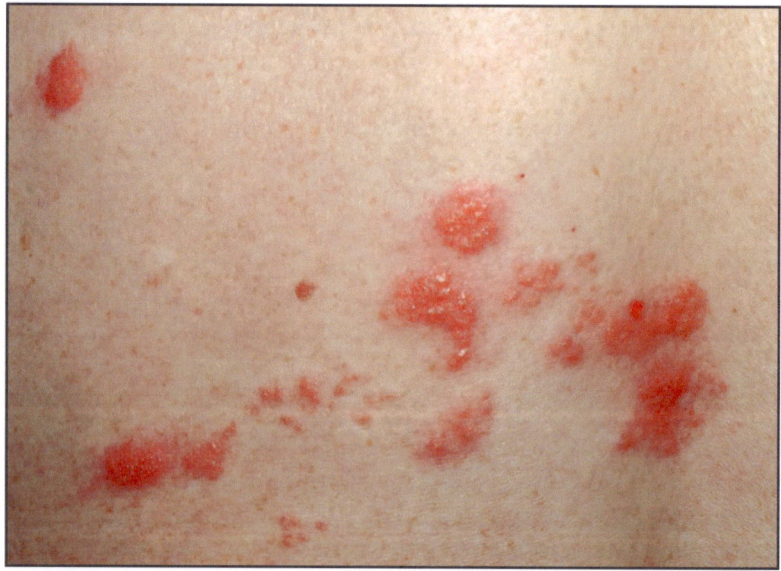

Allergisches Kontaktekzem

Die Medizin beschreibt ein allergisches Kontaktekzem als eine besondere Ausprägungsform einer Allergie, die sich in Form ekzematöser Hautveränderungen darstellt. Als Auslöser können je nach Lokalisation unterschiedliche Stoffe in Frage kommen und hierzu kann durchaus auch der Rohstoff Aluminium oder die Verbindung Aluminiumchlorid gehören (s. a. Kosmetiktestungen).

Eine allergische Symptomatik wird durch die unmittelbare Berührung des Allergens mit der Haut oder Schleimhaut ausgelöst. Der primäre Hautkontakt des Allergens verläuft ohne Symptomatik, der Organismus wird in dieser Phase sensibilisiert. Bei erneutem Kontakt kommt es zu einer allergischen Reaktion, in deren Verlauf das Immunsystem der Haut aktiviert wird. Auf der Haut beginnt eine allergenabwehrende Entzündungsreaktion. Typischerweise tritt die allergische Reaktion bei einer Kontaktallergie scharf begrenzt an den Hautstellen auf, die in direktem Kontakt mit dem Allergen standen.

Die Akutphase eines Ekzems umfasst eine allergische Sofortreaktionen, begleitet von einer stark juckenden Hautrötung und bläschenartigen Schwellungen. Die Sofortreaktion tritt bereits unmittelbar nach Kontakt mit dem Allergen auf und kann ein bis zwei Tage andauern (bekannt ist die Nickelallergie, selten auch Aluminiumallergie).

Gegenüber der Akutreaktion handelt es sich bei der Kontaktdermatitis um die Form der „klassischen Kontakt-Allergie". Hier erfolgt eine allergische Spätreaktion, einhergehend mit einer Entzündung oberer Hautschichten mit unterschiedlich ausgeprägten Phänomenen von Rötungen, Schwellungen, Wasserbläschen, nässenden Stellen, Schuppungen und Verkrustungen. Meist erfolgt dieser Prozess in Verbindung mit mehr oder weniger starkem Juckreiz, wodurch Folgeschäden durch Aufkratzen der Haut verursacht werden können. Das Ekzem bildet sich erst 24 bis 72 Stunden nach dem Kontakt mit dem Allergen aus und heilt für gewöhnlich vollständig wieder ab.

6.2 Chronisch-degeneratives Kontaktekzem

Bei Dauerkontakt mit dem Allergen und chronischer Schädigung bestimmter Hautpartien kann sich ein chronisch-degeneratives Hautekzem entwickeln. Durch ständigen Kontakt mit Wasser, Seifen oder Lösungsmitteln wird der Fett- und Säureschutzmantel der Haut geschädigt, mit der Konsequenz, dass Risse in der Oberhaut entstehen können, durch die Krankheitserreger sowie allergisierende Substanzen eindringen können. Allergene können über die Lymphbahnen und Blutgefäße in andere Regionen weitertransportiert werden, so dass es auch an Stellen zu allergischen Hautreaktionen kommt, die gar nicht direkt mit dem Allergen in Berührung gekommen sind. Das Erscheinungsbild des chronisch-degenerativen Kontaktekzems ist leicht verändert zu dem des allergischen Kontaktekzems oder der Kontaktdermatitis, da sich die anfängliche Entzündungsreaktion zurückentwickelt, die Entzündungsherde aber zu Hautverdickungen, einer starken Verhornung, groben Schuppungen und einer Vergröberung der Hautstruktur führen.

6.3 Aluminiumsalze – Auslöser von Krebs- und Alzheimer-Erkrankungen?

Zu hektischen und angsterfüllten Diskussionen haben im Internet kursierende Gerüchte beigetragen, deren Urheber aluminiumhaltige Bestandteile von Antitranspiranten als krebserzeugend und mitverantwortlich für die Entstehung der Alzheimer-Erkrankung ausgemacht haben wollten.

Die gesundheitliche Unbedenklichkeit der Aufnahme von Aluminium aus Bedarfsgegenständen und kosmetischen Mitteln wird immer wieder kritisch hinterfragt. Das gilt insbesondere im Hinblick auf eine mögliche Beteiligung an der Entwicklung der Alzheimer-Erkrankung, einer Demenzform, die mit erhöhten Aluminiumkonzentrationen in den betroffenen Hirnregionen einhergehen kann. Begründet wird der Verdacht damit, dass Aluminium in hohen Dosierungen nervenschädigend wirkt und die Blut-Hirn-Schranke passieren kann.

In Deutschland ist für die Beobachtung und Bewertung solcher möglicher Risiken das Bundesinstitut für Risikobewertung (kurz BfR) verantwortlich. Das Institut wurde im November 2002 errichtet, um den Verbraucherschutz zu stärken. Es ist die wissenschaftliche Einrichtung der Bundesrepublik Deutschland, die Gutachten und Stellungnahmen u. a. zu Fragen zur Sicherheit von Stoffen und Produkten erarbeitet. Das Institut nimmt eine wichtige Stellung bei der Verbesserung des Verbraucherschutzes ein. Die Aufgaben umfassen primär die Bewertung bestehender und das Aufspüren neuer gesundheitlicher Risiken. Das Institut bewertet auf der Grundlage international anerkannter Kriterien gesundheitliche Risiken, die von Stoffen oder Mikroorganismen in Lebensmitteln und verbrauchernahen Produkten (z. B. in kosmetischen Mitteln wie Deodoranten und Antitranspiranten) ausgehen können.

Zur Aufnahme von Aluminium über die Haut liegen bisher nur wenige Daten für eine Bewertung vor. Das BfR hat sich in einer aktualisierten Stellungnahme vom 22.07.2007 mit der Frage befasst, ob es einen Zusammenhang zwischen der Aluminium-Aufnahme aus Bedarfsgegenständen und Alzheimer gibt. Vor diesem Hintergrund hat das BfR die geschätzte Aluminium-Aufnahme aus Lebensmittelbedarfsgegenständen und kosmetischen Mitteln bewertet und kommt zu folgendem Ergebnis:

Das BfR sieht keine Gesundheitsgefahr für Verbraucher durch eine Aluminiumaufnahme aus Lebensmittelbedarfsgegenständen und kosmetischen Mitteln. Ein Zusammenhang zwischen einer erhöhten Aluminium-Aufnahme aus Lebensmitteln inklusive Trinkwasser, Medikamenten oder kosmetischen Mitteln und einer Alzheimer-Erkrankung wurde bisher wissenschaftlich nicht belegt. Verglichen mit anderen Werten ist die tägliche Aluminium-Aufnahmemenge aus Bedarfsgegenständen wie Deodoranten und Antitranspiranten als gesundheitlich unbedenklich anzusehen. Sie liegt deutlich unter der Aufnahmemenge, die aufgrund einer aktualisierten Bewertung der

Welternährungs- und der Weltgesundheitsorganisation (JECFA, 2006) als gesundheitlich unbedenklich gilt.

Neben der Assoziation der Aluminiumaufnahme und der Alzheimer-Erkrankung steht auch die Frage, ob es einen Zusammenhang zwischen der Anwendung metallhaltiger Substanzen und Brustkrebsrisiko gibt. Der Krebsinformationsdienst des Deutschen Krebsforschungszentrums will aktuelle, qualitätsgeprüfte Informationen über Tumorerkrankungen öffentlich zugänglich machen. Dazu gehören nicht nur das Wissen über Entstehung, Diagnose und Behandlung der verschiedenen Tumorerkrankungen, sondern auch Kenntnisse über den Umgang mit Krebs-Begleiterscheinungen und -Problemen. Recherchen des Krebsinformationsdienstes zum Thema Krebsrisiko und Deos oder Antitranspirante haben keine weiteren Erkenntnisse in Richtung eines Risikos ergeben.

In einer britischen Studie wurden Parabene in Gewebeproben von Brusttumoren nachgewiesen. In den letzten Jahrzehnten ist die Neuerkrankungsrate bei Brustkrebs weltweit gestiegen. Als mögliche Erklärung hierfür wurde in der Vergangenheit u. a. die Anwendung kosmetischer Mittel im Bereich der Achselhöhle, insbesondere die Benutzung von Deodorants, diskutiert. Angeführte Gründe, die diese Hypothese unterstützen sollen, waren u. a., dass Brustkrebs überwiegend in oberen, äußeren Brustbereichen auftritt, also in räumlicher Nähe zur Exposition mit Inhaltsstoffen aus Deodorants lokalisiert ist, und dass bevorzugt die linke Brust betroffen ist. Hier wird argumentiert, dass Deodorants überwiegend von Rechtshändern verwendet werden und diese mehr Deodorant auf die linke Achselhöhle auftragen.[32]

Die Deutsche Krebsgesellschaft e. V. warnte daraufhin in einer Pressemitteilung vor parabenhaltigen Deodorants. Diese Warnung wurde damit begründet, dass Parabene eine dem weiblichen Hormon Östro-

---

[32] Dabre PD, A Aljarrah, WR Miller, NG Coldham, MJ Sauer, GS Pope, 2004, Concentration of Parabens in Human Breast Tumours. J. Appl. Toxicol. 24, 5-13.

gen ähnliche Aktivität haben und eventuell die Zellen des Brustgewebes zu unkontrolliertem Wachstum anregen könnten.

Das BfR hat das Risiko von Brustkrebserkrankungen durch die Benutzung parabenhaltiger Deodorants unter Berücksichtigung der britischen Studie vorläufig bewertet. Es kommt zu folgendem Schluss:

Derzeit gibt es keinen wissenschaftlichen Beweis, dass der Gebrauch derartiger Deodorants das Risiko einer Brustkrebserkrankung erhöht. Allein aufgrund der Tatsache, dass Parabene in Tumorgewebe von Brustkrebskranken enthalten sein könnten, lässt sich nach Meinung des Institutes noch kein ursächlicher Zusammenhang zwischen diesen Stoffen und der Entstehung von Brustkrebs herstellen.

Eine breit angelegte epidemiologische Studie[33] zu möglichen Risikofaktoren bei der Entstehung von Brustkrebs, in der auch die Anwendung von Deodorants berücksichtigt wurde, kam zu dem Ergebnis, dass die Verwendung von Deodorants und Antitranspirants das Risiko für Brustkrebs nicht erhöht. Auch das Rasieren der Achselhöhlen und damit einhergehende Verletzungen der Haut, die zu einer erhöhten Aufnahme von Inhaltsstoffen aus Deodorants und Antitranspirants führen könnten, spielten in diesem Zusammenhang keine Rolle.

Ein Zusammenhang zwischen der Anwendung von Antitranspiranten oder Deodorants in der Achselhöhle und nachfolgenden Brustkrebserkrankungen konnte auch durch eine Vielzahl wissenschaftlicher Forschungen an unterschiedlichen Institutionen und in verschiedenen Ländern, so u. a. des National Cancer Institute sowie der amerikanischen Regulierungsbehörde Food and Drug Administration, nicht belegt werden.

Gegenstand wissenschaftlicher Untersuchungen war ursprünglich die Frage ob parabenhaltige Deodorants die Entstehung von Brustkrebs fördern. Parabene sind wegen ihrer antibakteriellen Wirkung als Konservierungsstoffe in kosmetischen Mitteln bis zu einer Kon-

---

[33] Mirick et al. 2002, Antiperspirant Use and the Risk of Breast Cancer.

zentration von 0,8 % sowie in Arzneimitteln und als Zusatzstoffe in Lebensmitteln zugelassen. Es ging in diesem Zusammenhang also gar nicht um den Aluminiumbestand der Produkte, was von Medienseite falsch an die Öffentlichkeit herangetragen wurde und zur Verwirrung der Benutzer beigetragen hat.

In diesem Kontext sei noch darauf hingewiesen, dass bei einer Mammographie über die Haut aufgenommene Aluminiumsalze auf den medizinischen Bildmaterialien auszumachen sind und diese durchaus den Anschein eines Tumors erwecken können, wenn der Untersucher auf den Umstand des Gebrauchs derartiger Mittel nicht hingewiesen wird.

6.4 Schwitze ich oder schwitze ich nicht?

Diese Frage symbolisiert das von vielen Betroffenen beklagte Phantomschwitzen, das sich hauptsächlich nach Operationen einstellt, aber auch im Zusammenhang mit dem Gebrauch von Antitranspiranten in Erscheinung treten kann.

Betroffene berichten oftmals von dem subjektiven Empfinden, dass sie trotz der Anwendung eines Antitranspirants noch immer in dem Glauben sind, schweißnass zu sein, obwohl sich objektiv längst eine Schweißminderung oder sogar eine komplette Trockenheit der behandelten Hautzone(n) eingestellt hat.

Dieses Gefühl des Scheinschwitzens hält sich in der Regel noch einige Zeit nach der Initialphase der Anwendung, bis die Wirksamkeit der Therapie auch mental verarbeitet wurde. Die Ursachen sind somit primär psychischer Art. Provoziert wird das Phänomen nicht selten durch die gleichen Auslöser, die im untherapierten Zustand zu Schweißausbrüchen geführt haben. Betroffene schildern in Erfahrungsberichten häufig einen zwanghaften Zustand, sich selbst auf Trockenheit kontrollieren zu müssen. Permanent schaut man sich weiterhin unter die Arme, fasst in die Achseln oder reibt sich prüfend die Stirn. Mit zunehmend positiver Feststellung des Therapieerfolges mindert sich aber auch diese Begleiterscheinung.

Generell steht die Länge einer Phase des Phantomschwitzens mit der Intensität und Dauerhaftigkeit des Schwitzzustandes vor der Behandlung in enger Relation. Je intensiver das Schwitzen vor Behandlungsbeginn war und je länger es bereits andauerte und mit allen negativen Begleitumständen erlebt wurde, desto nachhaltiger wird auch diese Phase in Erscheinung treten können. Nach einer gewissen Zeit aber verliert sich dieses Missempfinden ganz.

6.5 Kompensatorisches Schwitzen

Neben dem Phantomschwitzen, das eher psychologische Ursachen hat, muss bei Anwendung metallhaltiger Antitranspirante auch auf das Problem des sogenannten kompensatorischen Schwitzens hingewiesen werden. Möglicherweise gleicht der Körper durch das vermehrte Schwitzen an anderer Stelle den Verlust der Schweißabsonderung des behandelten Bereiches aus. Dieses kompensatorische Schwitzen kann an allen Bereichen des Körpers vorkommen (Gesicht, Bauch, Rücken, Arme und Füße) und ist von Behandlern kaum zu prognostizieren. Der Effekt kann in Ausprägung (nicht spürbar bis sehr störend) und Lokalisation nicht sicher vorherbestimmt werden, sollte aber im Behandlungsplan auf jeden Fall berücksichtigt werden.

Hauptsächlich tritt das kompensatorische Schwitzen im Zusammenhang mit chirurgischen Eingriffen zur Behandlung einer Hyperhidrosis auf. So gilt dieses Phänomen als vieldiskutierte Nebenwirkung bei Durchführung einer Sympathikusblockade, bei Injektion des chemischen Schwitzblockers Botulinumtoxin oder bei Absaugung der Schweißdrüsen unter den Achseln. Hier kann das kompensatorische Schwitzen durchaus ein neuartiges hyperhidrotisches Problem werden. Nicht selten hat es einen ähnlich hohen Krankheitswert wie der ursprünglich zur Behandlung oder Operation motivierende Zustand. Die Belastungen können dadurch zusätzlich potenziert werden, worauf Mediziner in der Behandlungspraxis immer wieder verpflichtend hinweisen.

Bei der operativen Sympathikusblockade schaltet das Schwitzen je nach Indikation in bestimmten Körperregionen nahezu vollständig ab. Die Sympathikusnerven geben jedoch nicht nur den Impuls zum Schwitzen, sie transportieren auch die Information, wie viel bereits geschwitzt wird. Durch eine ETS/ESB wird die Übermittlung dieser Information verhindert. Der Körper schwitzt daher an anderen Stellen vermehrt. Der Körper muss sozusagen 100 % Schweiß absondern können. Durch die „Ausschaltung" bestimmter schwitzender Hautzonen müssen diese Verluste deshalb an anderen Körperstellen ausgeglichen werden.

Aufgrund dieser physiologischen Umstände werden Berichte von Betroffenen verständlich, die nach einem chirurgischen Eingriff zur Denervierung der für das Schwitzen zuständigen Nervenstränge über starkes kompensatorisches Schwitzen klagen und diese Hautzonen dann wiederum mit Antitranspiranten behandeln.

Bei den operativen Eingriffen gilt, dass diese Verfahren nur selten reversibel sind. Während man bei Nebenwirkungen im Umgang mit Aluminiumchloriden die Therapie ändern, unterbrechen oder absetzen kann, ist eine einmal durchgeführte Operation verständlicherweise nicht so einfach korrigierbar, auch wenn es nach dem heutigen Stand der Chirurgie hier durchaus Möglichkeiten gibt.

Das reaktive Ersatzschwitzen in anderen Hautregionen kann auch im Therapieprozess mit Aluminiumchloriden auftreten, allerdings nicht in einer solchen Intensität und Schwere wie nach Operationen. Von einer Vielzahl Betroffener wird diese Nebenwirkung bei Anwendung von externen Therapeutika als nicht besonders unangenehm empfunden.

6.6 Antimikrobielle Wirkung – angenehmer Nebeneffekt

Metallhaltige Antitranspirante verfügen neben ihrer antihidrotischen Wirkung zusätzlich über eine antimikrobielle Funktion, wie dies schon im Zusammenhang mit der Bekämpfung von Körpergeruch aufgezeigt wurde.

Aufgrund dieses Doppeleffektes wird Aluminiumchlorid auch zur Lokaltherapie bei Vorliegen einer Fußpilzerkrankung angewendet und von Dermatologen empfohlen.

Übermäßiges Schwitzen an den Füßen ist wissenschaftlich im Rahmen einer Fall-Kontroll-Studie als Risikofaktor für die Entstehung von Fußpilz ausgemacht. So konnte bei Betroffenen mit Vorliegen dieser weit verbreiteten Hauterkrankung, die sich in Form einer Dermatitis mit Schuppung, Mazeration und Interdigitalmykose, darstellt, eine um das 3,5fach erhöhte Frequenz für Hyperhidrose festgestellt werden.

Eine Fußpilzerkrankung äußert sich durch juckende, leicht gerötete und schuppende, z. T. auch rissige Hautareale sowie nässende Bläschenbildung, einhergehend mit einem starken Juckreiz, der häufig die Gefahr vergrößert, durch Kratzen die Erkrankung auf andere Körperbereiche zu übertragen. Der Pilz attackiert meist den Zehengrund und die Zehenzwischenräume.

Starkes Schwitzen schafft das feuchtwarme Milieu, in dem sich Bakterien wohl fühlen. So kommt es leichter zu Infektionen, welche die Haut in Mitleidenschaft ziehen und die normale Hautbarriere schädigen. Durch Risse in der Haut können dann Bakterien eindringen und eine Entzündung der Haut verursachen. Aus diesem Grund behandelt man eine Fußpilzinfektion.

Es wird davon ausgegangen, dass neben der durch übermäßiges Schwitzen im Fußbereich hervorgerufenen feuchten Verhältnisse zusätzlich die Körperabwehr geschwächt wird, da durch das erhöhte Abschwitzen immundermatologische Stoffe ausgeschwemmt werden und die Haut auf diese Weise für Pilzerreger zum idealen Angriffsobjekt wird.

6.7 Korrosivität

Bei der Anwendung von antitranspirativen Metallsalzen, insbesondere der Apothekenrezeptur mit Aluminiumchlorid-Hexahydrat, kann es aufgrund der sauren Eigenschaft der chemischen Verbindung zu einer Korrosivität kommen. Selbst geringste Mengen haben eine korrosive Wirkung auf Metalle wie Aluminium oder selbst Edelstahl und führen zur Rostbildung. Insofern sind auch die Verpackungen und Behältnisse der Lösungen nach entsprechenden Vorgaben zu gestalten. Bei der Anwendung der Substanzen sollte man darauf achten, dass keine Metalle im Nahbereich beeinträchtigt werden können.

Auch auf Textilien wirkt Aluminiumchlorid schädigend. So kann das Hexahydrat hässliche Flecken in der Bekleidung verursachen, die oftmals nur schwer zu beseitigen sind. Die hartnäckigen Verfärbungen lassen sich beim Waschen, auch bei Vorbehandlungen mit Fleckenmittel, kaum entfernen. Die Struktur mancher Textilien kann sogar beschädigt werden. Neben der medizinischen Notwendigkeit des nächtlichen Auftragens der Antitranspirante erfolgt daher auch aus diesem Grund der Gebrauchshinweis, Metallsalze vor dem Schlafengehen aufzutragen und auf das Tragen hochwertiger Wäsche während der Anwendungsphase zu verzichten. Im Alltag angewendet, kann der Schweiß die Salze von der Haut abspülen, so dass sich diese an Textilien anlagern und das Ausmaß der Schädigungen oder Verfärbungen noch weitaus größer wird.

Aluminiumchlorhydroxid weist im Vergleich zu Aluminiumchlorid-Hexahydrat (pH-Wert=1-2) in wässriger Lösung einen pH-Wert von ca. 4 auf. Dadurch ist diese Lösung besser verträglich und wirkt weniger korrosiv auf Behältnisse und weniger schädigend auf Kleider. Leider verfügt das Hydroxid im Gegenzug aber bekanntlich über eine geringere Wirkungsintensität. Bei sachgemäßem Gebrauch und richtiger Anwendung kann diesem Nebeneffekt sowohl bei den Arzneien wie auch bei den Industrierezepten vorgebeugt werden. Industrieprodukte beinhalten zudem häufig noch Bestandteile, die dem korrosiven Prozess entgegensteuern. Dies erfolgt vor allem über die Steuerung und Optimierung des ph-Wertes der Substanz.

7. Weitere Therapieoptionen

Zeigt die lokale Behandlung mit Antitranspiranten gegen den übermäßigen Schweißfluss keine Wirkung, so sollten Betroffene oder Mediziner im Behandlungsplan alternative Therapieoptionen gemäß eines vorgegebenen Stufenplanes in Betracht ziehen. Betroffene selbst sollten diesen Weg nur mit Begleitung eines Arztes oder im besten Fall eines Dermatologen beschreiten.

Nachfolgend werden die weiteren Therapien bei hartnäckigen Formen der Hyperhidrosis und ihre Indikationen schemenhaft dargestellt:

Iontophorese

Hierbei handelt es sich um eine physikalische Therapie, eine Stromanwendung, die zur Verminderung der Schweißdrüsenaktivität führt. Indiziert ist diese Anwendung bei Vorliegen einer Hyperhidrosis an Händen und oder Füßen, teilweise auch bei Achselschweiß.

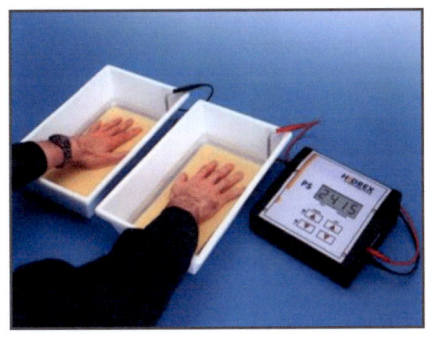

Iontophorese

Zur Anwendung kommen schwache Gleichströme, die mit Hilfe hydroelektrischer Bäder durch die Haut von Handinnenflächen und Fußsohlen geleitet werden. Hände und Füße werden dabei in mit Leitungswasser gefüllte flache Plastikwannen getaucht, in denen sich Plattenelektroden befinden, die mit Isoliertüchern bedeckt sind. Die Elektroden sind über Kabel mit einem Stromgenerator verbunden, der als Gleichstromquelle dient. Durch den Gleichstrom kommt es – wahrscheinlich in Folge einer funktionellen Inhibition der Schweißdrüsenzellen – nach etwa zehn bis fünfzehn kurz aufeinanderfolgenden Behandlungen günstigenfalls zur Normhidrosis, d. h. einem messbar normalen Grad und Ausmaß des Schwitzens.

Zur Aufrechterhaltung der Normhidrosis ist eine Erhaltungstherapie notwendig, die ein bis zweimal wöchentlich durchgeführt werden muss. Zu diesem Zweck kann dem Patienten ein Heimgerät rezeptiert werden.

Systemische Therapie

Diese innerliche Therapieform umfasst die Behandlung des Schwitzens und hier primär der generalisierten Form einer Hyperhidrosis mit Medikamenten. Angefangen von Pflanzenextrakten bis zu Medikamenten aus der Gruppe der Anticholinergika wird versucht, neurophysiologisch in den Schweißprozess regulierend einzugreifen. Betablocker und Psychopharmaka wurden in diesem Zusammenhang früher stets mit aufgeführt, mittlerweile scheinen sie zur Behandlung dieser Schwitzform nicht geeignet.

Der Fokus liegt auf den Anticholinergika, die in den neurophysiologischen Prozess des Schwitzens eingreifen. Sie unterbinden den Botenstoff Acetylcholin, der für die Schweißsekretion verantwortlich ist, leider verbunden mit einem hohen Potential an Nebenwirkungen.

Botulinumtoxin

Botulinumtoxin-A ist ein Nervengift, das die Absonderung des Schweißes unterbindet. Schweißdrüsen erhalten einen nervalen Impuls zur Sezernierung ihres Sekretes. Dieser Nervenimpuls wird über den sogenannten Transmitter, den Botenstoff Acetylcholin übertragen. Durch das Bakteriengift Botox wird dieser Übertragungsstoff irreversibel geblockt, die Schweißabsonderung temporär gehindert.

Meist kommt es erst nach Monaten bis zu einem Jahr zur erneuten Schweißsekretion. Die Botox-Therapie stellt somit kein dauerhaftes Verfahren zur Therapie der Hyperhidrosis dar. Botox wird durch angepasste Dosen in Form von Hautinjektionen verabreicht. Die vom Schwitzen betroffenen Hautareale werden mit Einstichen versehen. Die Anzahl ist von der Art der Hautfläche wie der Intensität des Schweißflusses abhängig. Es entstehen bei der Botox-Therapie keine nennenswerten Nebenwirkungen.

Schweißdrüsenexzision

Exision bedeutet Ausschneidung. Über einen oder mehrere Schnitte wird ein Hautareal mitsamt den Schweißdrüsen herausgeschnitten. Hauptproblem dieser Behandlungsform sind die häufiger auftretenden Wundheilungsstörungen und das Entstehen großer sichtbarer Narben. Die Entfernung des gesamten schwitzenden Areals ist meist nicht möglich, da die Wunde sonst nicht mehr vernäht werden könnte. Diese Methode wurde früher als letzte Therapieoption bei Achselschwitzen angewendet. Sie wird heute kaum noch vorgenommen.

Schweißdrüsenabsaugung

Mit der subkutanen Schweißdrüsensaugkürettage, auch Achselsaugkürettage genannt, steht ein schonendes Verfahren für die Behandlung des Achselschwitzens zur Verfügung. Über kleine Hautschnittzugänge wird die Haut von ihrer Rückseite her behandelt. Der Eingriff ist wenig belastend und in örtlicher Betäubung schmerzfrei durchführbar.

Dank der minimal-invasiven Methode bestehen insgesamt geringe OP-Risiken. In der Regel können die Betroffenen nach kurzer Zeit wieder zur Arbeit gehen und leichten Sport treiben. Eventuelle Schwellungen bilden sich meist innerhalb weniger Wochen zurück.

Operative Nervenblockaden

Bei der endoskopischen transthorakalen Sympathektomie handelt es sich um ein chirurgisches Verfahren zur Unterbrechung von Nerven im Kreislauf des Schwitzens, die für die Impulsgabe zur Absonderung des Schweißes zuständig sind. Bevorzugt wird dieser endoskopische Eingriff bei der Behandlung einer extremen Hyperhidrosis im Gesicht oder an den Händen. Bei Fußschweiß ergibt sich eine Besonderheit durch die schwer zugängliche Lokalisation der schweißstimulierenden Nerven, so dass hier ein weitaus aufwendigerer Eingriff in Form einer offenen Bauchoperation notwendig wird.

Nachbetrachtung

Die Ausführungen in diesem Ratgeber zu der Lokaltherapie mit Antitranspiranten und den entsprechenden therapeutischen Anwendungsstrategien veranschaulichen die Vorzüge dieser First-Line-Therapie.

Praxiserfahrungen zeigen, dass selbst bei schwersten Formen der Hyperhidrosis durch die Anwendung von Antitranspiranten zumindest Teilerfolge erzielt werden und diese Mittel häufig auch von Ärzten und Dermatologen in den Therapieplan einbezogen werden. Nicht selten erfolgt dies im Rahmen einer Kombinationstherapie, bei der die lokalen Schweißhemmer zur Unterstützung anderer therapeutischer Verfahren eingesetzt werden.

Unabhängig davon, ob es sich um Arzneilösungen auf Rezepturbasis oder um kommerzielle Fertigprodukte handelt, können die Wirksubstanzen nahezu bedenkenlos in der Selbstmedikation zum Einsatz kommen. Dies gilt umso mehr für mäßige Formen des Schwitzens. Bei höherer Intensität und einer stärkeren zugrunde liegenden Störung sollte der Gang zum Facharzt in Erwägung gezogen werden. Dieser Ratgeber vermittelt das nötige Know-how, um ein hohes Maß an therapeutischer Mitsprache und Sicherheit zu gewinnen. Dieses Wissen hilft dabei, eine Entscheidung über die Art Behandlung zu treffen, die genau auf die individuellen Bedürfnisse zugeschnitten ist.

Bevor kostspielige und gesundheitlich weitaus riskantere Therapien zur Behebung übermäßigen lokalen Schwitzens in Betracht gezogen werden, sollte zuvor die vergleichsweise simple Behandlung mit Antitranspiranten auf Metallsalzbasis versucht werden.

Weitere themenbezogene Informationen finden Sie im Internet zu der buchbegleitenden Homepage *www.antitranspirante.de*.

Anhang

Quellenverzeichnis

Achenbach, R. K. Hyperhidrosis: Physiologisches und krankhaftes Schwitzen in Diagnose und Therapie, Steinkopff; Auflage: 1 Juli 2004

Braun-Falco, O., Konz, B., Plewig, G.: Fortschritte der Dermatologie, Steinkopf, 2002

Brinkmann, W., Hampel, R. Hyperhidrosis - Differentialdiagnose und aktuelle Therapie, UNI-MED Science, 2006

Deutsch, E., Spickhoff, A.: Medizinrecht, Springer Verlag, 5.Auflage

Gloor, M., Fluhr, J.: Dermatologische Externatherapie: Unter besonderer Berücksichtigung der Magistralrezeptur, Springer Verlag, 2000

Hilbrans, J., Hölzle, E., Die Behandlung der Hyperhidrosis axillaris mit Aluminiumchlorid-Lösungen, Aktuelle Dermatologie, 20. Jg., 1994, S. 303-308

Hilbrans, J., Die therapeutische Anwendung von Aluminiumchlorid-lösungen zur Behandlung der Hyperhidrosis axillaris, Univ. Düsseldorf, Diss. 1990

Hölzle, E., Antiperspiranzien – Wirkungsweise, Wirkungsprüfung und praktische Anwendung, Zeitschrift für die Körperpflegemittel-, Parfümerie-, Riechstoff- und Aerosol-Industrie, 114. Jg., Nr. 7/88, S. 249-253

Huber, B. (Hrsg.): Offener Unterricht Chemie/Biologie, Körperpflegemittel - Basiswissen, Arbeitsmaterial, Ernst-Klett-Verlag, Stuttgart, 2003

Laden, K.: Antiperspirants and Deodorants, Second Edition, Cosmetic Science and Technology Series, 1999

Lukacs A. ; Korting H. C. ;Antitranspirantien und Deodorantien: Wirkstoffe und Bewertung, Dermatosen in Beruf und Umwelt, 1989, 37 (2), S. 53-57

Mirick, D. K., Davis, S., Thomas, D. B., Antiperspirant Use and the Risk of Breast Cancer, Journal of the National Cancer Institute, Vol. 94, No. 20, 1578-1580, October 16, 2002

Neues Rezept Formularium (NRF), Loseblattsammlung, Govi-Verlag

Relier, H. H., Luedders, W. L.: Pharmacologic and toxicologic effects of topically applied agents on the eccrine sweat glands, Dermatotoxicology and Pharmacology, Advances in Modern Toxicology 1977 4: Edited by FN Marzulli, HI Maibach. Washington and London, Hemisphere Publishing Company, pp 1–54

Umbach, W.: Kosmetik und Hygiene, 3. Auflage, Wiley-VCH, Weinheim, 2004

Kontaktadressen

Bundesinstitut für Risikobewertung, Bereich Presse, Öffentlichkeitsarbeit, Risikokommunikation, Thielallee 88-92, 14195 Berlin, pressestelle@bfr.de

C. van Dongen – International Sales Manager, Summit Research Labs Ltd, 45 River Road, Suite 300 Flemington, New Jersey 08822, USA, www.summitresearchlabs.com

Dermatest GmbH, Engelstraße 37, 48143 Münster, www.dermatest.de, info@dermatest.de

Functional Cosmetics Company AG, Nauenstrasse 67, CH-4052 Basel, www.sweat-stop.com, kontakt@sweat-stop.com

Industrieverband Körperpflege- und Waschmittel e.V. (IKW) The German Cosmetic, Toiletry, Perfumery and Detergent Association, Mainzer Landstraße 55, 60329 Frankfurt am Main, www.ikw.org

Zentrallaboratorium Deutscher Apotheker GmbH, Leitung Abt. QMS-Apothekenpraxis, Carl-Mannich-Str. 20, 65760 Eschborn

Themenbezogene Internetadressen

http://www.antiperspirantsinfo.com
Informationsseite der Fa. Unilever über die Sicherheit von Deodorants und Antitranspirants

http://www.dermatest.de
Institut für dermatologische Testungen

http://www.dermis.net
umfangreicher Dermatologie-Informationsdienst im Internet.

http://www.gd-online.de
Leitlinie "Dermatologische Rezepturen"

http://www.haut.de/
Informationsseite rund um das Thema Haut

http://hh-forum.de
Umfangreiches deutschsprachiges Forum über Hyperhidrosis

http://www.medicinenet.com
informative englischsprachige Medizinseite für Betroffene und Ratsuchende

http://www.sweathelp.org
Viele Informationen der International Hyperhidrosis Society (IHHS) zu Hyperhidrosis, Therapien und Antitranspiranten

http://www.schwitzen.com
Informationsseite über Transpiration

http://www.transpiration.de
Buchbegleitende Homepage zu „Hilfe, ich schwitze!"

http://www.uni-duesseldorf.de/AWMF/ll/013-059.htm
Leitlinien der Deutschen Dermatologischen Gesellschaft (DDG) Definition und Therapie der primären Hyperhidrose

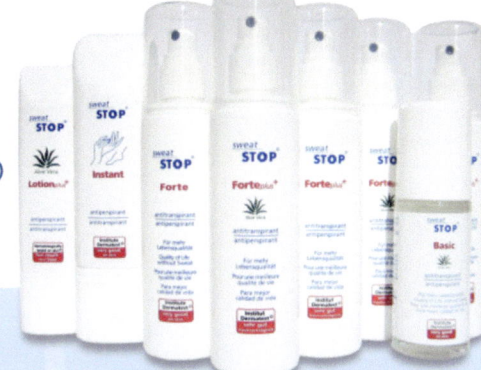
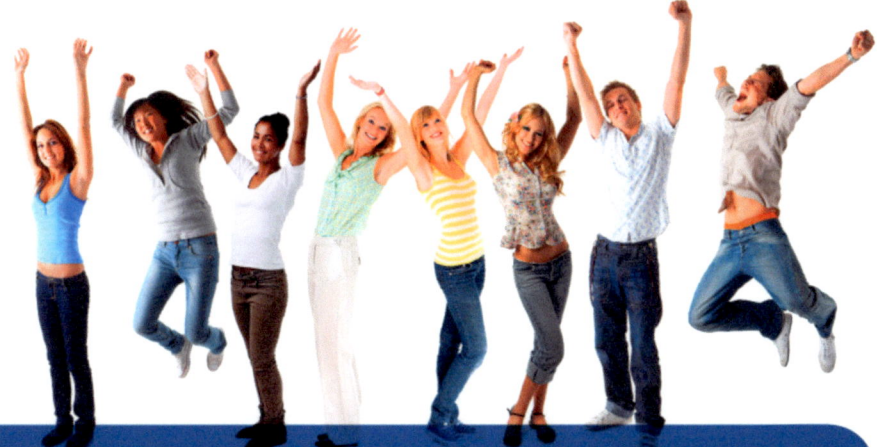

Notizen